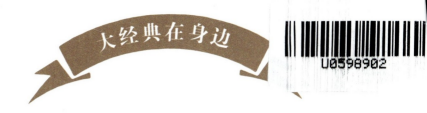

大经典在身边

健康由我

中医自主健康管理手册

佘晓怡　蘋常　著

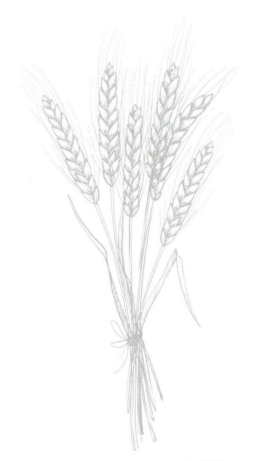

内蒙古科学技术出版社

图书在版编目（CIP）数据

健康由我：中医自主健康管理手册 / 佘曉怡, 蘋常
菁. -- 赤峰：内蒙古科学技术出版社, 2025. 3.
（大经典在身边）. -- ISBN 978-7-5380-3858-3

Ⅰ. R212-62

中国国家版本馆CIP数据核字第2025WR4197号

健康由我——中医自主健康管理手册

著　　者：佘曉怡　蘋　常

转　　写：姜德军

责任编辑：那　明

装帧设计：深圳市弘艺文化运营有限公司

出版发行：内蒙古科学技术出版社

地　　址：赤峰市红山区哈达街南一段4号

邮购电话：0476-5888970　6980897

印　　刷：天津画中画印刷有限公司

字　　数：150千

开　　本：710mm×1000mm　1/16

印　　张：12.5

版　　次：2025年3月第1版

印　　次：2025年3月第1次印刷

书　　号：ISBN 978-7-5380-3858-3

定　　价：58.00元

推荐

在一次饭局上认识了佘医师，我当时还在浸大读中医药学课程。见到中医师，当然趁机问些中医知识。虽然她不愠不火，但三言两语便使我茅塞顿开，果真是健康养生的专家！认识佘医师时间愈长，愈发觉得她很不简单。在这里斗胆从中医八纲辨证的角度替医师来一个诊断。

(1)阴阳平衡

曾经与佘医师参加一个义诊活动，只见她四处走动为大家派发大米和饮料，在为老年人诊断时沉着而认真。她就是一个内心充满活力，冷静，善于把握分寸，处事有条不紊，掌握阴阳平衡的人。

(2)表里寒热

有一次我感染了冠状病毒（注：新型冠状病毒），不能外出，只好找佘医师在网上问诊，她看完我和太太后，竟然主动提出也要为我家保姆看看。

初次见佘医师，见她样貌端庄，略带点儿严肃，便有了敬畏之心，丝毫不敢有任何造次。但她外表看似冷漠，其实内心却充满热情。她就是一个热忱、感性、富有同情心的医师，做起事来仔细认真。

(3)虚实并置

良好的个人素质、超凡的工作能力，与扎扎实实的工作表现相符并行，这就是佘医师特质的真实写照。

一个有丰富经验的中医师，把所学心得编写成书，不仅行文流畅，而且蕴含深厚的从医感悟，突显医学气质的内外兼修，独树一帜。

祝佘医师新作一纸风行，在启迪读者心智之余，亦成为众人共享养生之道的佳作。

吴雨BBS
资深传媒人

1 医师的话

感谢各位的支持和厚爱，我深感荣幸能够出版第三本与养生相关的书籍。这是继《中医写给新手妈妈的坐月天书》和《中医师的女神修练班》之后的又一力作。与之前两本不同的是，这次我希望将养生理念带给每一位读者，引领大家回归根本，更加关注和珍惜自己的健康，专注于自身的身心健康。

这次出版的特别之处在于是与我的一位学生Apple Chan（蘋常）携手合作编写，她不仅是一名注册会计师，更重要的是她对中医药学充满热情。除了完成中医健康管理课程并取得注册证书外，她还积累了许多养生心得，愿意与大家分享。我们对积极管理自身健康、预防疾病的理念一致，希望将中医学的智慧融入生活，让大众更好地了解自身的健康状况，逐步改变生活习惯，尝试处理身体的小问题，重建健康体魄。

在新型冠状病毒疫情之后，许多人受到各种后遗症的困扰，这逐渐唤醒了人们对自身健康的重视，养生开始成为大众关注的焦点。然而，我也意识到社会上关于养生的讨论往往与现代生活格格不入。例如每天晚上11时前入睡或坚持清淡饮食，并非每个人都能轻易实现并坚持下去，渐渐地许多人与健康走得越来越远。

希望通过这本书，为大家指出一些常见问题并解释这些症状，让读者对自己的身体有更加深入的了解。同时，我们也将提供一些简单而实用的方法，让大家可以逐步将这些健康小习惯融入日常生活中，体验这些小改变对身体带来的正面影响，从中发现其实养生并非遥不可及，进而帮助人们一步一步奠定健康基础，抵抗疾病威胁。我们必须明白疾病不易根治，往往问题会累积，各种疾病渐次浮现，因此我们必须及早从根源着手，实践中医学的核心理念"治未病"，在疾病未发作或初期时加以防范。更重要的是，要注重固本培元，建立强健体魄，抵抗外来侵害，每天积极注入健康正能量。

希望大家在阅读这本书的同时，能获得一些实用的中医学知识，帮助自己和身边的亲友，远离疾病之苦，共同迎接健康快乐的生活。

佘晓怡

作者简介

佘晓怡：注册中医师，怡安中医医务所创办人，香港乐衡扶轮社创始人并于2024—2025年担任该社社长，荣获"2020年度大湾区杰出女企业家奖"。

现任香港中文大学专业进修学院兼职导师，教授中药、养生、美容及药膳等方面课程，定期主持健康讲座。佘医师在中医学相关领域身兼多职，包括博勤医思国际中医服务协会会长、艺文发展基金名誉会长、国际中医中药总会副会长，被国务院国资委授予高级药膳师称号。佘医师以传承和弘扬传统中医文化为己任，通过各种传媒平台和渠道推广中医药学和药膳食疗知识。

② 蘋 常 心

一切都是从"对自己好一点儿"开始。

大学毕业后，在多年的职场生涯中，我试过工作到日夜颠倒，试过刚从内地公出回来，第二天就马上转飞到美国开会，试过一整天都以沙律和三明治果腹，又试过下班后报复式地狂吃甜品。当时我自恃年轻"顶得住"，任由自己预支健康和精力。突然有一天，我开始觉得面色有点萎黄，唇色有点苍白，曾经断尾的鼻敏感又重来，甚至连从未有过的湿疹都不断袭扰。

我终于觉得有点不对，并下定决心摆脱，重新关注自己的健康。

多年来，我在工作之余不断探索如何善待自己的身体，从中医药膳、中医美容和女性保健、中医健康管理、营养学、生活方式医学等多个角度认识"何谓健康"。作为职场人士，我切身地感受到在忙碌生活中好想健康，但却不知如何入手，亦明白深奥难懂的中医理论较难入手，所以我在多年前开始在社交媒体上分享平常又"易入手"的健康心得，希望向大家推广养生方法。

每个人都要好好管理健康。

我从工商管理本科生到健康管理硕士生，一路走来都离不开"管理"二字。想要企业的业绩好和企业收入稳步增长，各个部门如财务、人力资源、市场推广等都要互相合作，运作流畅，按企业明确的愿景执行可行的策略，并及时发现问题。

放诸健康，管理亦然。

想身体各机能运行正常，不能单靠补充营养，或只是卖力地做运动，而是要从饮食、运动、作息、心理素质等多方面着手。从"我要健康"的愿景出发，结合可行又能持之以恒的方法，一步一步迈向更健康的生活模式。

我深信健康的大道理大家都知晓，难度在于如何在忙碌的生活中去实践。我身边有不少朋友都觉得，按照现在的习惯生活身体好像没有什么大碍，于是便出现了"晚一点儿再说""得闲再说"，延迟执行健康管理计划。长此以往，可能会错过发现一些身体发出的疾病信号，使一些小问题堆积成大毛病都不自知。

正如我在前作《女生保养要趁早》的序言中写道："无论是家庭，还是自身，可能在每一刻都会有大大小小的事情烦扰着你，等着你去处理和排解。在不知不觉间，你好像都能处理好这些里里外外、大大小小的事情，不过亦在不知不觉间，你要兼顾的事情太多，弄得自己皮皱肤黄、气郁体虚，身体开始有各种小毛病都不自知。"

只有"自己"才能最早了解自己的身体状况、潜在问题和需求。所以，不管生活如何忙碌都要多花点儿时间投资在自己的身体上，而且健康实在太宝贵，不容虚耗，健康管理实在要趁早。

今天有幸和佘医师合著，以"对自己好一点儿"为主题，在健康饮食和健康生活范畴下结合中西医对健康管理的研究，与各位分享男女老幼在平常生活中都能够实践的"自主"健康心得，让读者可以"对自己好一点儿"，进而做到"对身边人好一点儿"。

感谢nobody（IG@nobody_astory）绘制的精美插图，亦要感谢出版社的赏识和倾力协助，令此书得以顺利出版。

希望本书能让各位在百忙之中仍可以对健康管理做到手到擒来，为自己量身打造一套养生计划，对待自己如金枝玉叶。

就让我们一起继续"对自己好一点儿"吧。

蘋 常

作者简介

蘋常：《蘋常饮食》专版负责人，香港浸会大学中医健康管理理学硕士，修毕香港中文大学专业进修学院与中医相关的多门证书课程，以及由American College of Lifestyle Medicine举办的Lifestyle Medicine for Coaches Course 课程。

现为注册会计师、注册税务师。她深知繁忙的职场人士"好想健康，又无从入手"的无奈，于是多年前便在不同的社交平台分享自己的平常健康心得和实践，赢得不少人的关注。

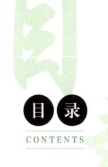

目 录
CONTENTS

01

第一章   什么是健康管理

02

第二章   如何食好一点儿

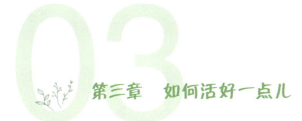

第三章　如何活好一点儿

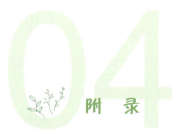

04

附 录

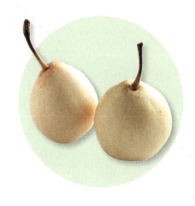

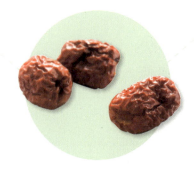

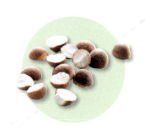

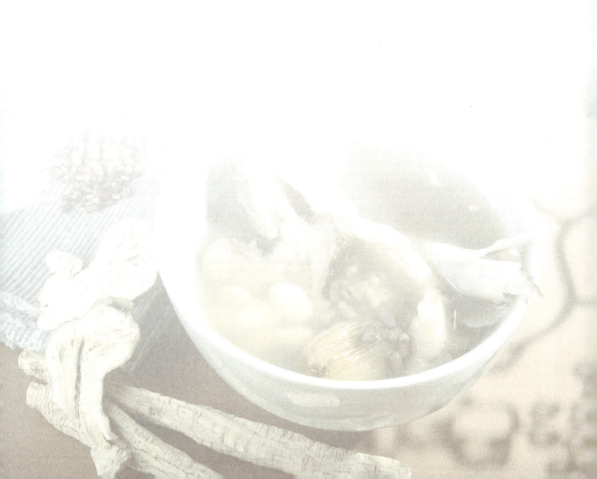

第一章

什么是健康管理

一、为什么要"对自己好一点儿"

　　世界卫生组织在2022年5月3日发表的报告指出，欧洲有近60%成年人，以及1／3儿童属于肥胖或超重，而肥胖或超重更是欧洲民众致死主因之一，每年夺走超过100万人的性命，情况已严峻到流行病的程度。

　　报告指出，肥胖及超重是继高血压、饮食风险和吸烟之后第四大死亡风险因素，对健康构成严重威胁。肥胖与多种非传染性疾病密切相关，包括心血管疾病、2型糖尿病和多种癌症，并且被认为是导致13种不同类型癌症的诱因。尤其是在新冠疫情期间，大部分人士选择居家避疫，长时间久坐不动的生活方式和不健康饮食习惯的增加，更易让人陷入肥胖的风险中。

　　相信在疫情期间，无论你还是我，都不自觉地久坐不动，又可能不自觉多吃了垃圾食物。健康问题从不等人，不会等到疫情结束就会自然好转，因此我们应该及时调理和关注我们的身体状况。

你健康吗

近几十年，人们的平均寿命不断增长，但是因为生活习惯过于"现代化"，健康程度反而下降了，也就是说人的一生中不健康状态的比例较以前增多了，不少年长（甚至中年）人士都有不同程度的身体毛病。有不少朋友可能自觉现在身体没有什么问题，就不用学习和掌握什么健康管理啦。

不过，你真的健康吗？

生活忙碌的你，是否出现过3个月以上的疲劳感，例如自感疲乏、倦怠、精力不佳等，虽然能维持正常的工作和生活，也可能睡一觉后第二天会有好转，但不到两三天又会再度重复疲劳症状，求诊却不能明确诊断到底为何种疾病。

可能你正处于亚健康慢性疲劳状态。

亚健康慢性疲劳状态多因为过度用脑、过度思虑、作息不规律、饮食不节、运动不调、情志受到影响等诱发，多见于18至60岁之间，尤其以脑力劳动者居多，例如公司白领、教师、公务员、学生等。有研究表明，75%处于亚健康慢性疲劳状态的人士无法正常工作，必须减少工作时间。长期处于亚健康慢性疲劳状态可能会诱发心血管疾病、免疫系统失调等问题。所以，当身体有任何不适信号时要及时处理，尽快缓解不适，以预防潜在疾病的发生和控制其发展。

记住"健康是个人的"，采取怎样的生活方式，怎样对待生活的决定权在自己手上，从现在就开始"对自己好一点儿"。

二、不能轻视的"虚"

很多人因为经常觉得疲劳易累、怕冷畏寒、手脚长期冰冷、容易感冒从而判断自己是"体虚"。

"虚"简单来说就是不足够。当我们体内的气、血、阴、阳有失调的情况，都会给身体带来不同的反应。例如气虚的人容易头晕目眩和疲倦，这是因为身体的气不足以推动身体的运作；血虚的人容易头晕、脸色容易萎黄、时常会觉得手指发麻、头晕眼花、心跳乏力、失眠、耳鸣、心悸等，严重者甚至会贫血，这是由于濡养身体的血不够。

中医有句话说："气为血之帅，血为气之母。"气血之间的关系密切，气与血的运行保持着相互影响和相互依存的关系。血作为补充营养的物质，如果没有气作为统御和推动力，就难以流遍全身去滋养五脏六腑，而气也需要血作为载体才能流遍全身发挥作用。用汽车作比喻的话，血就是汽油，气则是发动汽车的动力，两者相互依存，缺一不可。

气与血关系密切，当气血平衡、充盈顺畅，人体就能保持健康。而气与血的虚也会互相影响，气虚久了会血虚，反之亦然。

若对血虚置之不理，可能会演化成阴虚。阴虚会产生燥热的现象，整个人就像枯萎的稻草，皮肤和头发比较干燥，经常口干舌燥、心悸、手足心热、面部潮红、夜间盗汗、眼睛干涩，还可能出现阴虚内热的情况，又称作虚热。至于阳虚则是气虚的加强版。由于身体阳气不足，难以修复身体致使机能衰退。阳虚的人往往非常怕冷，苍白虚弱。

实际上面对体虚困扰，现代人最需要的往往不是用昂贵的药膳进补来改善，而是真正"对自己好一点儿"，从生活细节入手，以多样化且均衡的饮食为基础，配合规律的作息、充足的睡眠，并养成适当运动和纾解压力的习惯，有助于促进身体的循环及代谢，就能为体质打好基础。

无论是哪一种虚，都代表体内的气、血、阴、阳有失调情况，致使身体自我修复能力不足。中医理论认为，身体能够维持正常运作有赖于能否维持体内的平衡。因此体虚不仅会带来健康上的各种毛病，例如头晕、耳鸣、失眠、经痛、加重更年期不适等诸多症状，若是忽略了体虚的症状，就会形成恶性循环，引发更严重的身体问题。

三、重塑健康第一步
——做个精明的投资者

虚就是不足够，补虚就是要填补亏损，重新制订稳赚的投资计划。

希望对自己好一点儿就要趁早进行"健康管理投资计划"，包括主动、积极地关注和管理自己的健康状况，采取一系列促进健康的措施，以提高整体健康水平和生活质量。

健康管理投资就像财务投资前需要了解市场和本身的资产情况一样，你需要先通过体检或咨询医生去了解自己的身体状况、潜在的问题和需求，然后根据身体的需求制订一个与饮食、运动、作息和其他健康习惯相关且有针对性的计划。

每一项投资都并非一朝一夕便能有成果，健康管理亦然。身体的修复和改善需要时间，所以需要持之以恒地投入时间和心思去管理健康。

不过你大可放心，管理健康一点也不难，而且这项投资是稳赚的。

从生活方式管理健康

近年来许多欧美国家都兴起Lifestyle Medicine（生活方式医学）学说。此Medicine并非药物治疗。根据美国生活方式医学会（The American College of Lifestyle Medicine）的定义，"生活方式医学"是以经过实证的医学方式（包括营养学、运动、压力管理等）为基础，通过强调促进健康的行为改变来预防、管理和治疗疾病，或改善身体状况（例如预防或减轻糖尿病、心脑血管疾病、中风、高血压、代谢失调综合征等的发病率），从而提高生活质量。

"生活方式管理健康"包括六大要素

§ 健康饮食

§ 规律运动

§ 良好睡眠

§ 有效管理压力

§ 戒烟限酒

§ 维持积极良好的社会关系

六大要素

健康饮食

采用健康的饮食习惯是生活方式管理健康的首要项目。"对自己好一点儿"就要先"食好一点儿"，包括进食原型食物，摄入丰富的水果、蔬菜、全谷类、健康蛋白质（如豆类、坚果和鱼类），以及限制高糖、高脂肪和加工食品的摄入。

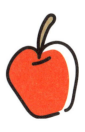

🍀 规律运动

定期和适度的运动可以降低随年龄增长而增加的多种慢性疾病的风险，包括心脏病、高血压、糖尿病、骨质疏松症、某些癌症和认知衰退等。运动还有助于降低焦虑和血压，改善睡眠质量。若能够达到世界卫生组织建议的运动水平，即每星期进行至少150分钟中等强度的有氧运动，如快走、跑步、游泳或骑自行车，以及每星期至少两天进行增加肌肉力量的运动，这样固然好，但如果因为种种原因而难以实行，那么至少要减少久坐的时间。谨记——最紧要的是"动起来"。

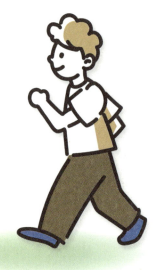

🍀 良好睡眠

"睡得好能医百病"这句话一点也不夸张。充足的睡眠对身体和心理健康都非常重要，可以提高警觉度、增强免疫力，并能促进身心的修

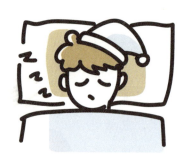

复和恢复。建议确保每晚有7~9小时的充足睡眠时间，并采取良好的睡眠习惯，例如制订规律的睡眠时间表、创造舒适的睡眠环境和避免在晚间摄入刺激性物质（如咖啡因）。

🍀 有效管理压力

以生活方式管理健康亦强调心理健康的重要性。通过适当的压力管理技巧、心理疗法和身体活动，例如放松、冥想、呼吸练习和适时寻求支援，可以减轻焦虑和抑郁等心理问题，提高情绪稳定性和生活满意度。

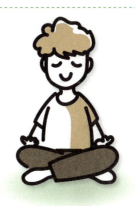

🍀 戒烟限酒

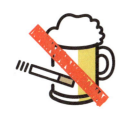

戒烟限酒要趁早。

吸烟对身体几乎所有的器官都有害，更是癌症、糖尿病、心血管疾病、肺疾病和早逝的重要危险因素，可谓有百害而无一利。至于饮酒，虽然有研究发现，适量饮酒（女性每天1杯，男性每天2杯）可降低心脏病发作和患心血管疾病的风险。然而，无节制饮酒会引起成瘾风险，增加患高血压和中风等疾病的危险，更与肝脏疾病和多种癌症风险有关。饮酒要适量，避免一时的快感给健康带来风险。

🍀 维持积极良好的社会关系

除了身体要健康外，心理也要保持健康状态，包括培养积极向上的心态和情绪，建立良好的人际关系并寻求心理支持。

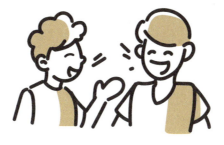

这六项生活方式相互关联并共同作用，而且一点儿都不难实现，最重要就是下定决心，将健康的控制权重新掌握在自己手中。

四、治未病到底要治什么

近年来多听到"中医治未病"，你也许听过身边有人说："治未病？还没有病，到底要治什么？"

早在两千多年前，中国著名的医学典籍《黄帝内经》就提到"不治已病治未病，不治已乱治未乱""上医治未病"，也就是现在人们所说的"预防胜于治疗、早发现早治疗、养生就是治病"。

"中医治未病"主要强调保养身体，培养正气，提高身体抵御病邪的能力，达到未病先防，生病后防止病情进一步加重，病愈后防止复发的目的。

知多点

关于"上医治未病"有这样一个传说：在战国时期有位名医叫扁鹊，医术高超。魏文王知道扁鹊有两个哥哥也是医生，于是问他为何两位兄长不及他出名。扁鹊说："我的医术并不如我的两位哥哥。大哥医术最高，上医治未病，防止病情发作，一般人不知道他早已将疾病根治，所以他的名气无法传出去。二哥次之，治欲病之时，治病于病情刚刚发作之时，一般人以为他只能治疗轻微小病，所以他的名气较小。而我最差，治已病，属于下医，治病于病情严重之时，一般人都看到我下针放血、用药敷药，所以都以为我医术高明。"

未病先防

古时称"养生"是指在人体尚未发生疾病或内在疾病尚未明显表露之前，主动采取积极的养生保健措施，例如食疗、运动、情志养生等，以调整人体脏腑阴阳平衡，固护正气，增强体质，延缓早衰，防止疾病发生。

已病防变

是指发病后及早治疗，及时控制病情，顾及身体整体状况，同时治理未受影响的脏腑，以阻止疾病发展和变化。

瘥后防复

中医认为久病必体虚，所以疾病初愈时应适当施以调护，维系人体脏腑阴阳气血平衡，防止疾病再度发生，也就是瘥后防复。

中医治未病和健康管理

健康管理主要从生活方式，如饮食、运动、控制体重、戒烟限酒、精神健康等方面入手，通过评估和分析健康危险因素，降低可改变的危险因素，这是健康管理的关键。

知多点

健康危险因素分为"可改变"与"不可改变"两种。不可改变的因素有年龄、性别、家族史等。可改变的危险因素有超重、血脂高、运动量少、压力大、饮食习惯不健康等。健康管理就是通过风险评估，分析和控制可改变的危险因素，降低患病风险。

中医治未病正是主张通过饮食、运动、精神调摄等个人养生保健方法和手段去维持人体的阴阳气血平衡，从而预防从健康状态到亚健康状态，以及防止从亚健康状态到疾病状态。中医治未病强调的是未病先治、预防为主，而不仅仅是治疗疾病。

养生作为治未病的主轴，其实不难掌握。养生就是要主动采取积极的养生保健措施，与主动健康管理概念很相似，都是要在未病之时就趁早调理身体。中国传统养生强调人与自然的关系，认为人应该顺应自然规律、季节变化，保持与自然界的平衡，有规律地安排饮食和起居以避免外邪入侵。中医学除了药疗以外，还有很多特色疗法，例如食疗、推拿按摩、做八段锦、打太极拳等，希望每个人都可以量身定制一套属于自己的健康计划。

所以，要养生其实并不难。

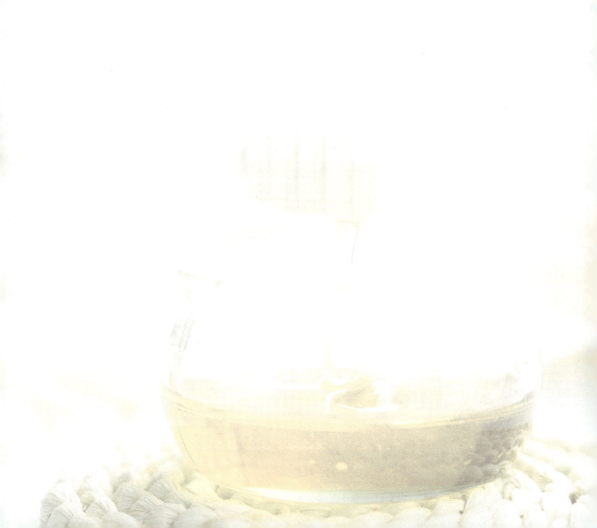

第二章

如何食好一点儿

顺着去吃好一点儿

一、顺着体质去养生

要养生并不难，不过首先要了解自己。若能基于自己的体质去"食得对，食得好"，就自然能让养生事半功倍。

经常听到有人说这句话："我经常手脚冰冷，肯定是寒底，一定要进补才可以。"

体质只有"寒底"和"热底"之分吗

体质是指人体在先天条件和后天发展的过程中，在自然和社会环境的影响下所形成的综合且相对固定的体质特征，包括形态结构、生理功能和心理状态等方面。人的体质受到先天和后天多种因素的影响，因此并不能只以"寒底"和"热底"这两种分类来概括。

如果想准确了解自己的体质，可以咨询中医师的意见。中医师会通过望、闻、问、切等方法来评估每个人的体质状况，并制订相应的身体调理计划。

例如，不少女性因为容易手脚冰冷，便认为自己是寒底而经常服食大补的食物。就算是常常手脚冰冷也未必是"寒底"，可能是"假寒底"。

体质虚寒的人通常对寒冷比较敏感，四肢长期感到冰冷，食用生冷食物后容易感到不适和腹泻，也不喜欢吹风或冷气。然而，有些人虽然表现出类似寒底的症状，但他们的排便情况较不顺畅，容易出现便秘的情况，同时也会感到燥热、口干舌燥，晚上难以入睡，即使有足够的睡眠，白天仍然容易感到疲倦。如果这类"假寒底"的人盲目进补或摄取过多的辛辣和煎炸食物，只会使体内的"火"更加旺盛，进一步损害身体健康。

中医的体质分类

平和质　气虚质　阳虚质　阴虚质　痰湿质　湿热质　血瘀质　气郁质　特禀质

除了平和质以外，其余8种都属于偏颇体质。

不同类型的体质对某些致病因素会有易感性，例如阳虚体质和痰湿体质易受寒湿邪气的影响，阴虚体质和湿热体质易受温热邪气的侵袭，气郁体质则容易受情绪波动的影响。

每个人的体质相对稳定，不过在不同的生理阶段（如幼年期、青年期、中年期、老年期等）、久病或重病之后，原有体质可能会发生一定程度的变化。同样道理，若能把握每个生理阶段的体质，并适时调整生活习惯，可将体质调理至更趋向平和的状态。

中医体质调理是指根据每个人的体质，运用中医学的保健方法进行干预和调理的过程，主要包括饮食指导、运动干预、情志调节、中药调理和中医非药物疗法等综合措施，以改善或修正偏颇体质，使体质趋于平和健康。

你属于什么体质

想知道自己属于什么体质,可以参考《中医体质分类与判定表》中的中医体质判定方法。

根据近一年的体验和感觉,回答体质测试表的全部问题,每一个问题按5级评分,计算原始分数及转化分数,依标准判定体质类型。

原始分数=各个题目的分数相加。

转化分数=［(原始分数-题目数)/(题目数×4)］×100

例如陈小姐在平和质项目中得到的分数如下:

您体力充沛吗?	4(经常)
您容易疲乏吗?	3(有时)
您说话声音低弱无力吗?	5(没有)
您感觉胸闷,情绪低沉吗?	4(很少)
您比一般人耐受不了寒冷(冬天是指寒冷,夏天是指空调冷气或吹电风扇等)吗?	4(很少)
您能适应自然和社会环境变化吗?	3(有时)
您容易失眠吗?	5(没有)
您容易忘事(健忘)吗?	4(很少)

原始分数=各个题目的分数相加,即32分

转化分数=［(原始分数-题目数)/(题目数×4)］×100

$$=［(32-8)/(8×4)］×100$$

$$=75分$$

陈小姐在平和质项目中得75分。

🍀 平和质与偏颇体质判定标准表

体质 类型	条件	判定结果
平和质	转化分数等于或高于60分，以及其他8种体质转化分数均低于30分	是
	转化分数等于或高于60分，以及其他8种体质转化分数均低于40分	基本是
	不满足上述条件者	否
偏颇 体质	转化分数等于或高于40分	是
	转化分数在30分至39分之间	倾向是
	转化分数低于30分	否

🍀 例子1：陈小姐各体质类型转化分数如下：

平和质	75	湿热质	15
气虚质	56	血瘀质	20
阳虚质	27	气郁质	18
阴虚质	25	特禀质	10
痰湿质	12		

　　虽然平和质转化分高于60分，但其他8种体质转化分并未全部低于40分，其中气虚质转化分高于40分，所以不能判定陈小姐为平和质，应判定为气虚质。

🍀 **例子2：李小姐各体质类型转化分数如下：**

平和质	75	湿热质	25
气虚质	16	血瘀质	10
阳虚质	27	气郁质	18
阴虚质	32	特禀质	10
痰湿质	25		

李小姐的平和质转化分和陈小姐一样，都是高于60分，而阴虚质转化分在30分至39分之间，可以判定为具有阴虚质倾向，所以判定李小姐的体质结果基本是平和质，有阴虚质倾向。

🍀 **平和质与偏颇体质测试表** - ○

平和质					
请根据近一年的体验和感觉，回答以下问题：	没有 （根本无）	很少 （有一点）	有时 （有些）	经常 （相当）	总是 （非常）
1. 您体力充沛吗？	1	2	3	4	5
2. 您容易疲乏吗？	5	4	3	2	1
3. 您说话声音低弱无力吗？	5	4	3	2	1
4. 您感觉胸闷，情绪低沉吗？	5	4	3	2	1
5. 您比一般人耐受不了寒冷(冬天是指寒冷，夏天是指空调冷气或吹电风扇等)吗？	5	4	3	2	1

6. 您能适应自然和社会环境变化吗？	1	2	3	4	5
7. 您容易失眠吗？	5	4	3	2	1
8. 您容易忘事（健忘）吗？	5	4	3	2	1
判断结果： □是 □基本是 □否					

气虚质					
请根据近一年的体验和感觉，回答以下问题：	没有（根本无）	很少（有一点）	有时（有些）	经常（相当）	总是（非常）
1. 您容易疲乏吗？	1	2	3	4	5
2. 您容易气短（呼吸短促，喘不上气）吗？	1	2	3	4	5
3. 您容易心慌吗？	1	2	3	4	5
4. 您容易头晕或站起时眩晕吗？	1	2	3	4	5
5. 您比别人容易患感冒吗？	1	2	3	4	5
6. 您喜欢安静，懒得说话吗？	1	2	3	4	5
7. 您说话声音低弱无力吗？	1	2	3	4	5
8. 您活动量稍大就容易出虚汗吗？	1	2	3	4	5
判断结果：□是 □倾向是 □否					

阳虚质					
请根据近一年的体验和感觉，回答以下问题：	没有 （根本无）	很少 （有一点）	有时 （有些）	经常 （相当）	总是 （非常）
1. 您手脚发凉吗？	1	2	3	4	5
2. 您胃脘部、背部、腰膝部怕冷吗？	1	2	3	4	5
3. 您感到怕冷，衣服比别人穿得多吗？	1	2	3	4	5
4. 您比一般人受不了寒冷（冬天是指寒冷，夏天是指空调冷气或吹电风扇等）吗？	1	2	3	4	5
5. 您比别人更容易患感冒吗？	1	2	3	4	5
6. 您吃喝凉的东西会感到不舒服或者怕吃喝凉的东西吗？	1	2	3	4	5
7. 您受凉或吃喝凉的东西后，容易腹泻吗？	1	2	3	4	5
判断结果： □是 □倾向是 □否					

阴虚质					
请根据近一年的体验和感觉，回答以下问题：	没有（根本无）	很少（有一点）	有时（有些）	经常（相当）	总是（非常）
1. 您感到手脚心发热吗？	1	2	3	4	5
2. 您感觉身体、脸上发热吗？	1	2	3	4	5
3. 您皮肤或口唇干吗？	1	2	3	4	5
4. 您口唇的颜色比一般人红吗？	1	2	3	4	5
5. 您容易便秘或大便干燥吗？	1	2	3	4	5
6. 您面部两颊潮红或偏红吗？	1	2	3	4	5
7. 您感到眼睛干涩吗？	1	2	3	4	5
8. 您感到口干咽燥，总想喝水吗？	1	2	3	4	5
判断结果：　□是　□倾向是　□否					

痰湿质					
请根据近一年的体验和感觉，回答以下问题：	没有 （根本无）	很少 （有一点）	有时 （有些）	经常 （相当）	总是 （非常）
1. 您感到胸闷或腹部胀满吗？	1	2	3	4	5
2. 您感觉身体沉重不轻松或不爽快吗？	1	2	3	4	5
3. 您腹部肥满松软吗？	1	2	3	4	5
4. 您有额部油脂分泌多的现象吗？	1	2	3	4	5
5. 您上眼睑比别人肿（上眼睑有轻微隆起的现象）吗？	1	2	3	4	5
6. 您嘴里有黏黏的感觉吗？	1	2	3	4	5
7. 您平时痰多，特别是感到咽喉部总有痰堵着吗？	1	2	3	4	5
8. 您舌苔厚腻或有舌苔厚厚的感觉吗？	1	2	3	4	5
判断结果：□是　□倾向是　□否					

湿热质					
请根据近一年的体验和感觉，回答以下问题：	没有 （根本无）	很少 （有一点）	有时 （有些）	经常 （相当）	总是 （非常）
1. 您面部或鼻部有油腻感或者油亮发光吗？	1	2	3	4	5
2. 您脸上容易生痤疮或皮肤容易生脓疮吗？	1	2	3	4	5
3. 您感到口苦或嘴里有异味吗？	1	2	3	4	5
4. 您大便有黏滞不爽、解不尽的感觉吗？	1	2	3	4	5
5. 您小便时尿道有发热感、尿色浓（深）吗？	1	2	3	4	5
6. 请女性回答——您带下色黄（白带颜色发黄）吗？ 请男性回答——您的阴囊部位潮湿吗？	1	2	3	4	5
判断结果：□是　□倾向是　□否					

血瘀质					
请根据近一年的体验和感觉，回答以下问题：	没有 （根本无）	很少 （有一点）	有时 （有些）	经常 （相当）	总是 （非常）
1. 您的皮肤在不知不觉中会出现青紫瘀斑（皮下出血）吗？	1	2	3	4	5
2. 您两颧部有细微红丝吗？	1	2	3	4	5
3. 您身上有哪里疼痛吗？	1	2	3	4	5
4. 您面色晦暗或容易出现褐斑吗？	1	2	3	4	5
5. 您容易有黑眼圈吗？	1	2	3	4	5
6. 您容易忘事（健忘）吗？	1	2	3	4	5
7. 您口唇颜色偏黯吗？	1	2	3	4	5
判断结果：□是　□倾向是　□否					

气郁质					
请根据近一年的体验和感觉, 回答以下问题:	没有（根本无）	很少（有一点）	有时（有些）	经常（相当）	总是（非常）
1. 您感到闷闷不乐、情绪低沉吗？	1	2	3	4	5
2. 您精神紧张、焦虑不安吗？	1	2	3	4	5
3. 您多愁善感、感情脆弱吗？	1	2	3	4	5
4. 您容易感到害怕或受到惊吓吗？	1	2	3	4	5
5. 您胁肋部或乳房胀痛吗？	1	2	3	4	5
6. 您会无缘无故叹气吗？	1	2	3	4	5
7. 您咽喉部有异物感，且吐之不出、咽之不下吗？	1	2	3	4	5

判断结果：□是　□倾向是　□否

特禀质					
请根据近一年的体验和感觉，回答以下问题：	没有 （根本无）	很少 （有一点）	有时 （有些）	经常 （相当）	总是 （非常）
1. 您没有感冒时也会打喷嚏吗？	1	2	3	4	5
2. 您没有感冒时也会鼻痒、流鼻涕吗？	1	2	3	4	5
3. 您有因季节变化、温度变化或异味等原因而咳喘的现象吗？	1	2	3	4	5
4. 您容易过敏（对药物、食物、气味、花粉、季节交替、气候变化时）吗？	1	2	3	4	5
5. 您的皮肤易起荨麻疹（风团、风疹块、风疙瘩）吗？	1	2	3	4	5
6. 您的皮肤因过敏出现过紫癜（紫红色瘀点、瘀斑）吗？	1	2	3	4	5
7. 您的皮肤一抓就红，并出现抓痕吗？	1	2	3	4	5
判断结果：□是　□倾向是　□否					

🍀 结论：

你的体质属于＿＿＿＿质／＿＿＿＿质并有＿＿＿＿质倾向。

可以每年做一次体质测试，看看自己的体质有没有大的改变。

不同体质的养生原则

平和质	总体特征	先天禀赋良好，后天调养得当。以体态适中，面色红润，精力充沛为主要特征。
	特点	·形体匀称健壮，面色肤色润泽，头发稠密有光泽。 ·精力充沛，性格随和开朗。 ·患病较少，对外界环境变化适应能力强。
	养生原则	宜健脾和胃，注意四气五味调和，四时季节调补，维持身体的平衡。

气虚质	总体特征	元气不足，以疲乏、气短、自汗等气虚表现为主要特征。
	特点	·肌肉松软不实。 ·容易疲乏，容易气短，活动量稍大就容易出虚汗。 ·舌淡红，舌边有齿痕。 ·喜欢安静，懒得说话，说话声音低弱无力。 ·不耐受风、寒、暑、湿邪，比别人容易患感冒。
	养生原则	宜健脾益气，不宜耗气滋腻。
	建议食材	·**食宜健脾益气**：如大米、小米、南瓜、胡萝卜、山药、大枣、香菇、莲子、白扁豆、黄豆、豆腐、鸡肉、鸡蛋、鹌鹑（蛋）、牛肉等。 ·**可选药材**：黄芪、党参、山药、白术、茯苓、甘草、大枣等。 ·**不宜耗气滋腻**：尽量少吃或不吃槟榔、生白萝卜等耗气的食物。不宜多食生冷苦寒、辛辣燥热的食物。

阳虚质	总体特征	阳气不足，以畏寒怕冷、手足不温等虚寒现象为主要特征。
	特点	·肌肉松软不实。 ·怕冷，手脚发凉，喜热饮食，精神不振。 ·舌淡胖嫩。 ·性格多内向、沉静。 ·耐夏不耐冬，易感风、寒、湿邪。
	养生原则	宜温补脾肾阳气，不宜生冷苦寒。
	建议食材	**食宜甘温**：牛肉、肉桂、生姜、龙眼等。 **可选药材**：桂枝、菟丝子、巴戟天、杜仲、干姜、桂圆等。 **不宜生冷、苦寒、黏腻食物**：螃蟹、苦瓜、西瓜、绿茶等。

阴虚质	总体特征	体内津液精血等亏少，以口燥咽干、手足心热等虚热表现为主要特征。
	特点	·体形偏瘦。 ·皮肤干燥，感到手脚心发热，面部两颧潮红或偏红。 ·舌红少津，总想喝水；容易便秘或大便干燥。 ·性格急躁，外向好动，活泼。 ·耐冬不耐夏，不耐受暑、热、燥邪。
	养生原则	宜滋阴甘润，不宜温燥辛辣。
	建议食材	**食宜滋阴甘润**：如鸭肉、猪瘦肉、黑芝麻、桑葚、蜂蜜、梨、马蹄、甘蔗、百合、海蜇、银耳、燕窝、海参等。 **可选药材**：熟地黄、百合、桑葚、女贞子等。 **不宜温燥辛辣**：如羊肉、韭菜、茴香、辣椒、葵花子、荔枝、龙眼等。

痰湿质	总体特征	水液内停而痰湿凝聚，以形体肥胖、腹部肥满、口黏苔腻等痰湿表现为主要特征。
	特点	· 体形肥胖，腹部肥满松软，感到身体沉重不轻松。 · 面部皮肤油脂分泌较多，多汗且黏，胸闷痰多，上眼睑比别人肿。 · 嘴里有黏黏的感觉，舌苔厚腻。 · 性格偏温和，稳重，多善于忍耐。 · 对梅雨季节及湿重环境适应能力差。
	养生原则	宜健脾化湿，不宜肥甜油黏（腻），不宜进食过饱。
	建议食材	**食宜健脾化湿**：如海带、紫菜、冬瓜、白萝卜、薏苡仁、赤小豆、荷叶、枇杷叶、洋葱、生山楂、鲫鱼、鲤鱼等。 **可选药材**：陈皮、茯苓、薏苡仁、山楂等。 **不宜肥甜油黏（腻）**：如肥肉、油炸食品等，吃饭不宜过饱。

湿热质	总体特征	湿热内蕴，以面垢油光、口苦、苔黄腻等湿热表现为主要特征。
	特点	·体形中等或偏瘦。 ·面部或鼻部有油腻感，易生痤疮或疮疖，大便黏滞不爽，小便时有灼热感。 ·感到口苦或嘴里有异味；舌质偏红，苔黄腻。 ·容易心烦急躁。 ·对夏末秋初湿热气候，湿重或气温偏高环境较难适应。
	养生原则	宜清利化湿，不宜辛温助热。
	建议食材	·**食宜清利化湿**：如绿豆（芽）、绿豆糕、绿茶、芹菜、黄瓜、苦瓜、西瓜、冬瓜、薏苡仁、赤小豆、马齿苋等。 ·**可选药材**：黄芩、黄连、黄柏、薏苡仁、菊花、金银花等。 ·**不宜辛温助热**：少食羊肉、动物内脏等肥厚油腻之品，韭菜、生姜、辣椒、胡椒、花椒，以及火锅、油炸、烧烤等辛温助热的食物。

血瘀质	总体特征	体内有血液运行不畅的现象，以肤色晦暗、舌质紫暗等血瘀表现为主要特征。
	特点	·胖瘦均见。 ·皮肤常在不知不觉中出现乌青或青紫瘀斑（皮下出血），容易有黑眼圈，肌肤干燥，身上有固定疼痛点。 ·口唇颜色偏暗，舌质暗瘀斑或舌下络脉青紫。 ·易烦，健忘。 ·不耐受寒邪。
	养生原则	宜调畅气血，不宜收涩寒凉。
	建议食材	**食宜调畅气血**：如生山楂、玫瑰花、桃仁（花）、黑豆、油菜、洋葱、醋等。 **可选药材**：丹参、赤芍、当归、玫瑰花等。 **不宜收涩寒凉**：如乌梅、柿子、石榴、苦瓜、花生米，以及高脂肪、高胆固醇、油腻食物，如蛋黄、虾、猪头肉、奶酪等。

气郁质	总体特征	气机郁滞，以神情抑郁、忧虑脆弱等气郁表现为主要特征。
	特点	· 形体瘦者为多。 · 神情抑郁、情感脆弱、烦闷不乐，肋胁部或乳房胀痛。 · 舌淡红，苔薄白。 · 性格内向不稳定，敏感多虑。 · 对精神刺激适应能力较差；不适应阴雨天气。
	养生原则	宜理气解郁，少收敛酸涩。
	建议食材	· **食宜理气解郁**：如金针菜、菊花、玫瑰花、茉莉花、大麦、柑橘、柚子等。 · **可选药材**：柴胡、陈皮、川芎、香附、当归、薄荷等。 · **少食收敛酸涩**：如石榴、乌梅、青梅、杨梅、草莓、杨桃、酸枣、李子、柠檬、南瓜、泡菜等。

特禀质	总体特征	禀赋不足，以易有过敏反应为主要特征。
	特点	·一般无特殊形体特征。 ·容易过敏（包括药物、食物、气味、花粉、季节变化等）。 ·易打喷嚏、鼻塞、流鼻涕，易出现荨麻疹、哮喘、过敏性紫癜，皮肤易见抓痕。 ·对外界适应能力差。
	养生原则	饮食宜清淡，营养均衡，避免食用"发物"及致敏食物。
	建议食材	·**食宜益气固表**：如山药、黄芪、红枣、蜂蜜等。饮食宜均衡清淡，粗细搭配适当，荤素配伍合理。 ·**可选药材**：黄芪、防风、白术、辛夷、灵芝等，根据个别过敏体质者的症状而定。 ·**不食含致敏物质的食品及"发物"**。忌生冷、辛辣、肥甘油腻及各种发物，如酒、鱼、虾、蟹、辣椒、肥肉、浓茶、咖啡等。

二、顺着时节去养生

　　除了要顺着体质去养生外，还要顺着时节去养生。中医养生要点之一是四季养生——"人以天地之气生，四时之法成。"四时气候变化及季节交替，对人体的生理功能产生一定影响。所以要根据不同季节气候的特点进行调养，以维持体质平和，防止疾病的发生。

　　常见食物的季节宜忌可参考本书附录。

春日养生宜养肝补脾

　　春属少阳之气，是指春天的阳气能生发万物，但是还不十分强大，程度较缓和。春季包含立春、雨水、惊蛰、春分、清明和谷雨六个节气，气候变化大，会出现乍暖乍寒、潮湿多雨情况，加上人体肌表腠理开始变得疏松，对于外邪的抵抗能力有所减弱，较易感染风寒。所以春天多见上呼吸道感染、气管炎、肺炎等呼吸系统疾病。体质属气郁质、特禀质人群应特别注意保健，可以适量食性味微辛微温的食物，帮助阳气升发，例如葱、蒜、韭菜等。

　　中医认为"春气与肝相应"，是指春季气候特点与人体肝脏密切相关，所以春天养生应以养肝为主。肝功能正常，人的气机就会通畅，气血就会和谐，各个脏腑的功能也能维持正常。饮食宜清淡，以平补为主，应适当多吃些柔肝养肺的食品。

例如荠菜能利肝气和中；山药可以健脾补肺，改善人体消化功能，增强体质；菠菜更为春天应时蔬菜，具有滋阴润燥、舒肝养血等作用，对春季因肝阴不足所致的高血压、头晕、糖尿病、贫血等都有较好的辅助治疗作用。

燥湿健脾最佳拍档

春天天气尤其潮湿，不少人觉得自己湿重就要喝凉茶祛湿。先别论体质是否适合喝凉茶，若单以喝凉茶祛湿是治标不治本的。《黄帝内经·素问》指出："诸湿肿满，皆属于脾。"意指水湿滞留而出现浮肿胀满的症状，多与脾的运化有关。脾胃在人体整个水液的疏泄流动过程中处于一个枢纽位置，犹如一个齿轮去运化体内的水湿。所以要祛湿先要保持脾胃运健。

在中医药上有最佳拍档的概念，称作"药对"，指两味相互依赖或者相互制约的中药一起使用可以增强疗效。例如茯苓与白术、桑叶与菊花、金银花与连翘、黄芪与白术、杜仲与桑寄生、熟地黄与当归都是常见的药对。

想健脾祛湿，可以用"茯苓与白术"这对药对。

茯苓　又名云苓，因为云南出产的茯苓品质佳，因此茯苓常被称作云苓。茯苓性平，味甘淡，能利水渗湿、健脾宁心。

白术　性温，味苦、甘，有补气健脾，燥湿利水，止汗，安胎的功效。两者合用能够增强燥湿健脾作用。

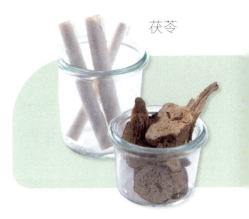

茯苓

白术

茯苓白术春日健脾祛湿汤 （2~4人分量）

材料

茯苓15克，白术15克，党参30克，山药30克，白扁豆15克，赤小豆15克，薏苡仁15克，蜜枣2个。

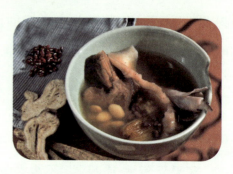

制法

1. 将所有材料冲洗干净。

2. 所有药材（蜜枣除外）用清水浸泡15分钟。

3. 将所有已浸泡的药材置锅内，加15碗水，大火煮开后，加入蜜枣，转小火煲1.5小时。

4. 可加已汆水的瘦肉同煲。

蘋常生活小贴士

部分人士进食豆类后可能会有胀气或胃部不适，这是因为豆类含有不易消化的寡糖，进入大肠时会被肠道中的细菌发酵，产生气体，导致胀气和不适感。要减少胀气，可以在烹煮前先将豆浸泡一夜，在烹煮前冲水后再使用，这样就可以减少豆类的寡糖含量。

缓解疲倦除湿穴位

要祛湿，除了在饮食上忌寒凉及甜食、油腻，以减少身体积湿之外，通过穴位按摩也可以帮助排除湿气。

　　承山穴位于小腿后面，小腿肚下方正中，伸直小腿或上提足跟时呈现尖角状凹陷处。它是最有效的祛除人体湿气的穴位。承山穴在足太阳膀胱经上，而足太阳膀胱经主人体一身之阳气，点按承山穴可以振奋人体阳气，起到祛除湿邪、振奋精神、缓解疲劳

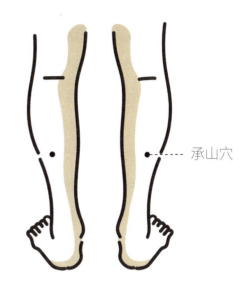

承山穴

的作用。揉按承山穴时可能会有明显酸胀痛感，这是因为体内有湿，所以开始只能轻轻地按揉，以感觉到酸胀微痛为宜，之后再根据身体能承受的力度逐步调节。

蘋常生活小贴士

　　每天早上睡醒时，将双腿伸到床外，让承山穴恰好处于床边位置，双腿左右晃动，便可以方便地按摩承山穴。若遇到腿抽筋、腰腿痛，也可以按承山穴帮助舒缓。

春夏转季宜养肺

每到春夏转季交界时，便开始踏入"冷气季节"。一向脾虚又有久咳，出入冷气场所气管容易敏感的人士，就要注意养肺。

中医认为，心为"君主之官"，肺为"相傅之官"，是指肺如同一朝宰相，辅佐着统领五脏六腑的大王，大王也就是心，可见肺脏位高权重。肺负责调治全身气机运行和水液代谢。肺的保养是指保持肺气充足、清轻及运行顺畅，就可以发挥抵御外邪、调理气机和通调水道的作用。

肺主皮毛，上通鼻窍，所以和外界环境关系紧密，对气候环境变化相当敏感。在中医学上，肺亦为娇脏，指肺部是容易受外邪侵袭的脏器。肺既恶燥，又怕寒，它外合皮毛，主呼吸，与外在环境直接接触。当外邪不论是从口鼻吸入，还是从皮肤侵袭，都容易犯肺而致病。

肺功能差，即中医角度所说的肺气虚，常见于：

- 皮肤差，长暗疮。《黄帝内经》记载，"肺主皮毛"，肺可以将水液输送至皮肤及毛发。如果肺气虚，无法将水分正常地从皮毛散发，皮肤就会干燥和瘙痒。
- 大便干燥，经常便秘。中医学的"肺与大肠相表里"是指肺和大肠互相影响，肺气不宣会直接影响大肠蠕动。若本身饮水量不足，身体就会处于缺水状态，形成便秘。
- 鼻炎症状频生，亦多见有流鼻水、鼻塞、打喷嚏等症状。中医学提及"肺开窍于鼻"，肺之经脉与鼻相连，肺的生理状况直接影响鼻子的功能。

日常养肺注意事项 ╍╍╍╍╍╍╍╍╍╍╍╍╍╍╍╍╍╍╍╍╍

- 肺作为人体的"气之主",以气为本,气行则健,气郁则病。所以养肺要有适量的运动,尤其多进行深呼吸锻炼,使气血保持流通。

- 养肺亦要注意避风寒,天热不要过度贪凉饮冷,气温降低或者进入冷气房时要及时添加衣物,尤其是背部不能受寒。

- 保持室内通风,保护呼吸道。有需要时开空气清新机,若到空气污染的地方要戴口罩。

除了茯苓与白术外,沙参与麦冬都是常用的药对。平日肺气虚,时有气管敏感,容易疲倦的人士,可以用沙参与麦冬煲汤补肺气。

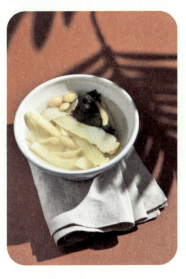

沙参麦冬补肺气汤

(2~4人分量)

材料

北沙参12克,麦冬10克,桑叶6克,玉竹12克,白扁豆15克,百合30克。

制法

1. 将所有材料冲洗干净。

2. 所有药材用清水浸泡15分钟。

3. 将所有已浸泡的药材置锅内,加15碗水,大火煮开后,转小火煲1.5小时。

4. 可加已汆水的瘦肉同煲。

有时间的话,可以多食用鹧鸪。鹧鸪被誉为"平民山珍",肉厚骨细,营养丰富,含丰富蛋白质及氨基酸,有助保护心脏和止咳,甚至有"一鸪顶九鸡"之说。鹧鸪补而不燥,有强身健体、健脾、固肺、化痰功效。在超市买回冻鹧鸪后,可以同家常汤料如山药、莲子、银耳同煲,健脾胃、润肺补肺,清甜美味。

佘医师饮食小贴士

夏日热辣辣要行气利湿

夏日天热，包含立夏、小满、芒种、夏至、小暑和大暑六个夏季节气。虽然从字面上来看"夏至"指炎热夏天来临，亦是一年中白天最漫长、夜晚最短暂的一天，实际上夏至还未算最热。古人有云"热在三伏"，三伏天地面累积热量达到最高峰，天气就最热。

"三伏"是"初伏""中伏"和"末伏"的总称。由夏至后开始计算的第三个庚日是初伏，第四个庚日为中伏，末伏则是立秋之后的第一个庚日，所以"三伏"大约在每年7月中旬至8月中下旬，也是全年最热的一段时间。而"庚日"是指我国古代的干支记日法中带庚的日子，我国古代以十日为一旬，并分别配上甲、乙、丙、丁等十天干。其中第七日为庚日，因此庚日便是每旬的第七日。

三伏天最适合冬病夏治

时常听到的"三伏天天灸"是指分别在初伏、中伏和末伏三个时段，在人体特定的穴位上贴特制的辛温助阳药饼，通过药物和穴位的共同作用，帮助我们温补体内阳气，提升免疫力。中医理论认为"庚日"与"肺"在五行中都属于"金"，因此肺部的疾病在庚日治疗效果最好。三伏天天灸对于防治慢性支气管炎、哮喘、鼻敏感、气管敏感都很有疗效。

三伏天亦可以用健脾补肺、行气利湿的五指毛桃煲汤。五指毛桃是常见的药食两用材料，药用能健脾补肺、行气利湿，亦有舒筋活络的疗效，常用于治疗脾虚浮肿、肺虚咳嗽、风湿痹痛等。名为五指毛桃是由于它的掌状叶裂片形如五根手指，果实则状似"毛桃"而得名。五指毛桃亦有南芪、土黄芪之称，有补气功效，且无黄芪之温燥峻猛之力。

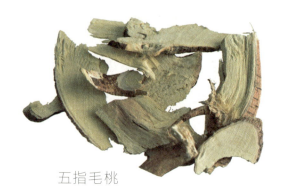

五指毛桃

五指毛桃健脾补气汤 （2~4人分量）

材料

五指毛桃30克，麦冬12克，南杏12克，雪梨干15克，陈肾干4个，山药30克。

制法

1. 将所有材料冲洗干净。

2. 所有药材用清水浸泡15分钟。

3. 将所有已浸泡的药材置锅内，加15碗水，大火煮开后，转小火煲1.5小时。

4. 可加已汆水的瘦肉同煲。

五指毛桃

　　五指毛桃亦可作为全家都适合的煲汤食材，煲五指毛桃汤的时候会散发出浓郁的椰子香味，令人食欲大增。平日可以预先准备五指毛桃、山药、南杏、金丝枣等材料作"汤胆"，再按个人喜好加入胡萝卜、粟米、栗子干、腰果或瘦肉一同煲。喝五指毛桃汤配合天灸治疗，有补足阳气的作用。

秋日养生要润燥

立秋是进入秋季的初始，在每年8月7日至9日之间，意味着秋季即将来临，紧接着处暑、白露、秋分、寒露和霜降五个秋天的节气相继到来。

《黄帝内经·素问·四气调神大论》说："收敛神气，使秋气平，无外其志，使肺气清，此秋气之应，养收之道也。"是指踏入秋天，自然界的阳气已经开始收敛，所以人体的阳气也应该收敛，使自己的气血平调。秋在五行应肺，所以秋季收敛神气而不外露，可使肺气清肃。

入秋后天气转凉，空气的相对湿度逐渐下降，天气变得干燥，容易耗气伤阴，出现口干舌燥、干咳、过敏性咳嗽、喉咙痛、感冒和皮肤瘙痒等问题，这些又称作"秋燥"症状。同时亦要留意入秋初期，早晚气温较凉，到了中午气温仍然较高，中午在街上走一趟定会汗流浃背，室内外冷气燥风相互交替，昼夜温差大，稍不留神便容易着凉。所以立秋也有"秋老虎"之称，应小心因时凉时热而诱发感冒。

秋天养生要润肺养阴。肺主呼吸和皮肤，有调节毛孔开合及全身水液代谢、协助心脏推动血液循环的作用。皮肤是人体的表面组织，与肺的关系密切，负责防御外邪。人体若肺气足够，皮肤就会润泽；而毛孔开合正常，则可有效保护身体，免受外邪入侵。

秋日润燥食材

秋燥易伤肺损津，所以饮食上要注意滋阴润燥。中医理论中白色入肺，白色食物有助于益气行气，能够滋阴润燥，白色食物有白木耳、百合、雪梨、山药、莲子、银耳、蜂蜜等。平时除了要多喝水，保持滋润以外，亦要避免进食过多的辛辣食物，以免加重秋燥症状。

在防秋燥食物中，蜂蜜和雪梨是不错的配搭。

蜂蜜性平味甘，有补益肺气、润肺止咳、润肠通便的功效，也能增加皮肤的光泽度。但谨记甜食会加重体内湿气，本身为痰湿体质、经常多痰咳嗽或有水肿问题的人士，以及一岁以下的儿童不宜食用蜂蜜。

每年由"白露"中秋至"大寒"的过年前，都是食用蜂蜜的最佳时间。建议每晚喝一小杯蜂蜜水，并做到持之以恒，这样既能补充身体的水分，又可养生、抗衰老，防止因秋燥引起的咳嗽与便秘等不适症状。

佘医师饮食小贴士

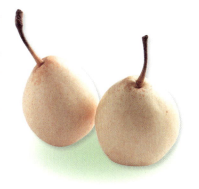

雪梨自古被称作"百果之宗"，含水量丰富，能够润肺止咳、清热解毒，对于秋燥引起的口干、咳嗽、便秘等症状，都有不错的舒缓效果。此外，鲜榨雪梨汁清润养喉，是很多老师、销售人员保护嗓子的"养声"良方。需注意的是雪梨性质寒凉，不宜一次食用过多，否则反而会伤及脾胃，本身脾胃虚寒的人士更应注意。

除了分别食用蜂蜜和雪梨外，更可将其入馔烹调成美味滋润的糖水。

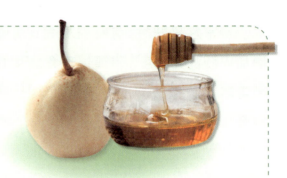

蜂蜜炖雪梨

材料

雪梨2个，蜂蜜2汤匙。

制法

1. 将雪梨洗净，切去顶部留用，挖出梨瓤，备用。

2. 蒸锅加水，雪梨放到碗里或者盘子中，在每个梨的空心里加入蜂蜜，或加1~2粒枸杞亦可，并盖上雪梨顶部作盖。

3. 盖上锅盖，蒸40分钟左右便可。

冬日提升保暖力

冬季包含了立冬、小雪、大雪、冬至、小寒和大寒六个冬季节气，小寒更是一年中最寒冷的节气。从中医角度看，阴盛则寒，寒邪可伤阳气，令身体出现畏寒、手脚冰冷等症状。寒邪若影响脾胃，会导致肚痛、肚泻、呕吐；若伤及肺部，更可能出现感冒、咳嗽、气管敏感等问题。不想得病，就要在寒流来袭前调好体质。

保暖养生可以从"食得好、暖得对、动得够"三方面着手。

食得好

要保暖，除了要少吃冰冻寒凉食物之外，食得好和食得对都很重要。冬天阴气极盛、阳气潜伏，万物生机闭藏，人体新陈代谢较为缓慢，需要养精蓄锐以待春天的生机。因此，冬天饮食应以温肾补阳为主，宜热食，忌黏硬、生冷之物，以避免伤脏腑之阳气。

同时，人体在进食后会产生摄食产热效应，是指身体在摄取食物后，食物要经过咀嚼、消化、吸收、代谢等过程才能转化为身体能运用的能量。在这个运作过程中，都要消耗体内的能量并产生热能，再以体温的形式散发，也就是饮食会直接影响体温。在三大营养素中，蛋白质的摄食产热效应最高，糖类排第二，脂类排第三。能看得到食材原貌的原型食物的摄食产热效应，要比精制加工食物高。所以食得好，包括多吃原型食物、摄取充足的优质蛋白质等，有助于提高摄食产热效应，帮助维持正常体温。优质蛋白质主要可以从羊肉、猪肉、鸡肉、鱼肉中摄取。

冬日促进血气循环、温暖身体的食物

- 羊肉性温燥，味甘，具补中益气、开胃健力、益肾气等功效，可补精血、益劳损，适合虚寒体质人士在冬天进补，能缓和腰痛、怕冷、腹部阴寒等问题。身体不适者，例如出现感冒、发烧、水肿、高血压等症状，或患有皮肤问题人士则不宜食用。

- 姜性温，味辛，有排汗、止呕解毒的功效。它有很好的药用价值，驱寒效果极佳，能加速血液循环，提升体温，有助于改善手脚冰冷、舒缓轻微感冒的症状。注意虚火旺盛、盗汗身虚、目赤内热者不宜食用。此外，孕妇的体质偏燥热，在怀孕期间也不建议大量食用。

- 栗子性温，味甘，入脾、胃、肾三经，能养胃健脾、补肾强筋、活血止血，更有止咳化痰的作用。栗子是冬天的必选食物，含有丰富的碳水化合物，能给予人体热能，具有保暖的功效。但是要注意栗子的碳水化合物和糖分含量不低，减肥人士、糖尿病患者和消化不良人士不宜过量食用。

虽然冬天天气寒冷，但是在饮食上也不要盲目大补，要根据体质、年龄及身体状况去选择食材。推荐大家可以在冬天饮用健脾平补的"党参四神健脾汤"。脾胃功能好有助吸收营养，增强抵抗力。山药、莲子、芡实和茯苓是中医著名的健脾食方"四神汤"的主药材。四位"神仙"汇集，有健脾、养颜、降燥等多种益处。在四神材料外再加性平味甘、补中益气的党参更可以增加养生功效。

相传"四神汤"的说法源自清朝，乾隆皇帝下江南时，随伺在身旁的四位大臣由于日夜操劳，加上舟车劳顿、水土不服，因此相继病倒。后来服下"莲子、芡实、山药、茯苓等量炖猪肚"的药方后，四位大臣果然立即痊愈。之后这道能医好四位大臣的食疗方就在民间广为流传，后来更是传成了"四神汤"。

知多点

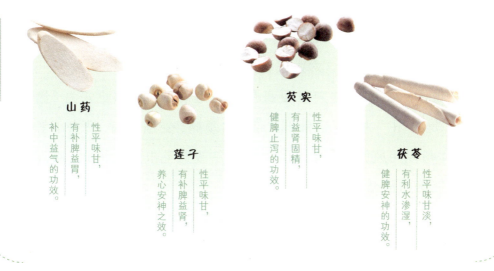

山药

性平味甘，有补脾益胃，补中益气的功效。

莲子

性平味甘，有补脾益肾，养心安神之效。

芡实

性平味甘，有益肾固精，健脾止泻的功效。

茯苓

性平味甘淡，有利水渗湿，健脾安神的功效。

在寒冬驱寒的同时，亦可饮用紫苏叶生姜茶预防冬季流感。

紫苏叶生姜茶

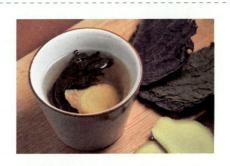

材料

紫苏叶5克，生姜3片。

制法

将以上材料放入杯中，以开水冲泡，加盖焗泡20分钟，即可饮用。

注意

体质偏热或有风热感冒的人士不宜饮用。

中医认为，紫苏叶具有很好的行气和胃及解表散寒的作用，如果身体出现恶心想吐或者风寒感冒的情况，就可以服用紫苏叶。紫苏叶再配上生姜更可以帮助排汗、祛风散寒等，是发冷怕风人士理气健胃的好帮手。

暖得对

身体有六大部位负责控制和协调身体机能运作，包括后颈、肩膀、背部、肚脐、膝头及足底。不仅在冬天，一年四季进出温差大的地方时，都要好好保护这六大保温部位。

位于后颈的大椎穴有暖身最强穴之称，中医称此穴为"诸阳之会"，是补阳气大穴。当精神欠佳、肩颈痛、受寒作病、浑身不舒适的时候，可以用风筒暖风吹、用发热暖贴或热毛巾敷大椎穴，原理是靠热力促进血液循环和帮助保暖。

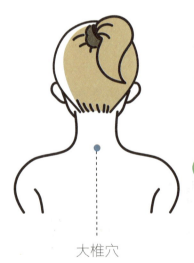

大椎穴

平日外出可戴上薄围巾，如果正遇冷气风口位或是入夜风起，就正好可以用薄围巾围颈避免大椎穴受寒。

大椎穴不难找，只要低头，摸到颈椎最高突起处下方的凹陷处就是大椎穴。

动得够

平日多做运动固然重要，但是如果平日上班或上学需要久坐又如何是好？首先当然要做好保暖工作，调好室内温度，避开风口或者冷气直吹，饮温水补充水分，同时要增加血液循环，例如定时活动、伸展上肢和踮脚尖等，总之谨记要"动起来"。

三、顺着时辰去养生

除了按时节养生外，顺着时辰补五脏也可以帮助养生。《黄帝内经》提出的脏腑经络是根据天干地支十二时辰对应不同经脉，每一个时辰都有一条经、一个脏腑值班，所以我们可以按不同的时辰，来有针对地保养其相对的脏腑。只要顺应天时，就能轻松养好身体。

🍀 晚上11时至凌晨1时（子时）是胆经最活跃的时段，
凌晨1时至凌晨3时（丑时）为肝经当值的时间。

所谓"肝胆相照"，肝和胆的确关系密切。中医理论中有"胆为少阳春生之气"之说，是指每天的第一个时辰是半夜的子时，所以每天的经气是从少阳胆经开始流注。大自然有了春生之气，才能促进万物生长；而对于人体，胆运作正常才能将经气流走全身。

至于肝，藏血，主疏泄，丑时正属于人体排毒和解毒时段，是细胞修补和代谢的时期。中医认为"人卧则血归于肝"，卧床时，全身肌肉呈现放松状态，让气血流入肝运行。若肝血不足，亦会扰乱女性月经周期。

所以深夜时段应该进入熟睡状态,让身体休息及进行修护工作。熬夜会导致胆火和肝火上逆,引发忧愁、失眠、头痛等症状。

🍀 凌晨3时至早上5时(寅时)是肺经运行时段, 早上5时至早上7时(卯时)是大肠经当令时段。

中医学的"肺与大肠相表里"是指肺和大肠互相影响,肺气不宣会直接影响大肠蠕动。肺主助疏通和调节全身水液,亦主宣肃,吸入清气,排出浊气,维持正常的交换代谢。肺经运行时人的体温最低,脉搏和呼吸也处于低稳状态,所以在深夜时更要小心保暖。肺气差,例如有鼻敏感、咳嗽、气喘、皮肤疾病的话,很容易在这段时间发作。

至大肠经当令时段,上承肺经,下接胃经,气血注入大肠经,亦是人体重要的排毒时段,维持肠道平衡能助身心健康。大肠主津,早上起床后可以空腹喝杯温水,帮助肠道蠕动,自然排便。

🍀 早上7时至上午9时(辰时)是胃经最活跃的时段, 上午9时至上午11时(巳时)则是脾经接管气血运行的时间。

正所谓"一日之计在于晨",上午7时至9时气血注入胃经正是人体吸收营养的重要时段,应该顺应天时吃顿丰富的早餐来唤醒一天的精气神。

早餐过后,气血走到脾经。脾主运化,负责转化食物消化吸收。此时也是大脑功能最具活力的黄金期,适合专注学习和工作。"脾为后天之本",脾脏养分充足、气血顺畅,有助整体消化系统的平衡与健康。

要养生,养好"脾气"尤其重要。除了内在调理外,想要皮肤亮泽、体形健美,都要靠养脾。脾帮助吸收营养,营养充足是形神美容的前提;

脾主肌肉，脾的运化直接关系到肌肤的弹性，以及肌肉的丰满和口唇的丰润色泽；脾主运化水湿，和体形肥瘦关系密切。所以要想皮肤好、体形好，记得要有好"脾气"，好好把握每天重整脾气的好时机。

🍀 上午11时至下午1时（午时）为心当令的时段，下午1时至下午3时（未时）是小肠经当令的时间。

中医理论指出，小肠和心脏互为表里，心属里，小肠属表。二者经脉相联，故气血相通。若是肠道出毛病，心脏也将跟着遭殃。

午时为心经当令，下一个时辰未时就到小肠经当令。小肠负责消化午餐摄入的饮食并转化为营养，未时是人体重要的消化时段。如果到了未时还没有吃饭或是正在吃饭，就扰乱了顺应天时的常规，影响到肠道吸收，也不利于心脏保养，容易衍生心脏病、三高（高血压、高血糖、高血脂），以及心血管疾病。

🍀 下午3时至下午5时（申时）是膀胱经当值时段，下午5时至晚上7时（酉时）则是肾经最活跃的时间。

午饭后是一天中的第二个黄金期，记忆力最佳，适合专注工作和学习。人体通过膀胱储藏尿液排泄毒素，将多余的水分排出体外，同时保留津液，帮助体内循环代谢，所以在下午要继续多喝温水。

至肾经当令时段，肾藏精，储藏五脏六腑水谷之精气，滋养人体器官，维持生命，同时肾主生殖，与生长、发育和衰老息息相关，此时理应好好休息，准备用餐。不过对于都市人，酉时可能是工作最忙碌的时段，所以唯有多靠食补来养肾。

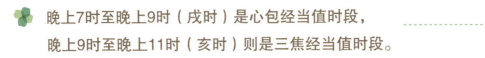

🍀 晚上7时至晚上9时（戌时）是心包经当值时段，
晚上9时至晚上11时（亥时）则是三焦经当值时段。

心包是指包在"心"外面的组织，又称"膻中"。心藏神，正气不足则为神虚；心属火，邪气有余则为火实，所以此时应该心平气顺。戌时当为晚饭时间，晚餐不宜过腻、过多，宜吃得清淡。餐后要休息，不要剧烈运动，否则容易失眠。

至于三焦是上焦（心肺）、中焦（脾胃）、下焦（肝肾、膀胱、小肠、大肠等）的合称，负责通行元气和体内的水道循环，是六腑中最大的脏腑，总领五脏六腑进行代谢。如果在这个时段大吃大喝，会对身体的代谢带来负担。这时候应该休息，准备睡觉，让身体进入休养阶段。

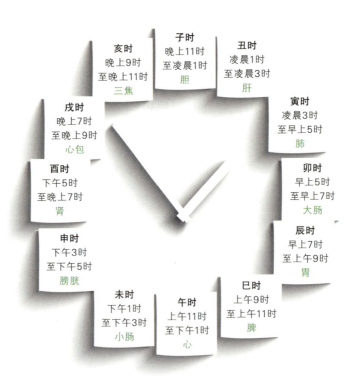

一、全民"健脾"管理

现代生活讲求"快、靓、正"。走路要走得快，连吃东西都要快，就一定不会吃亏。

在中医理论中，脾胃被视为人体的"后天之本""能量之源"，负责转化饮食中的营养成分为能量，同时调节水液代谢，维持人体的正常运行。脾胃功能良好，能够保持身体的健康平衡；脾胃功能不佳，则可能导致各种身体不适，例如消化不良、腹胀、食欲不振、便秘或腹泻等。所以，中医理论中有句名言："内伤脾胃，百病由生，百病皆由脾胃衰而生也。"

然而，在现代社会，随着生活节奏加快，许多人因工作忙碌、生活压力大或饮食不均衡而伤害了脾胃功能。过度依赖外卖、食用过多生冷食物、饮食过于油腻、进食粗制滥造的快餐食品和过甜过咸的零食，都会对脾胃健康造成负面影响。因此，我们需要意识到保护脾胃的重要性，在推行全民健康管理的同时，更要实践全民"健脾"管理。

如何实践"健脾"管理

实践"健脾"管理，可以从饮食和生活习惯入手，关注脾胃健康。

🍀 饮食均衡是维持脾胃健康的关键

多摄取新鲜蔬菜、水果、全谷类食品和优质蛋白质，避免食用过多油腻、刺激性食物，过度加工及油炸食物和大量甜食，有助于保持脾胃功能正常。

当工作压力大时，可能会倾向食用刺激性食物，如咖啡、辛辣食物等。建议减少这些刺激性食物的摄取，多食用清淡易消化的食物，有助于减轻脾胃的负担。在忙碌生活中，不妨考虑采取少食多餐的方式，分散营养摄取，避免过度饱食或空腹。在工作间或家中准备一些健康的小零食，如果仁、水果、奶酪等，可以随时补充能量。

平日适量食用一些有助于脾胃健康的食材，如山药、红枣、山楂、百合等，亦有助于补益脾胃功能。

🍀 规律作息有助于维持脾胃功能稳定

通过设定固定的作息时间、远离电子产品、创造舒适的睡眠环境等方式，能保持良好的睡眠品质并逐步建立早睡早起的习惯。有规律的作息可以帮助身体调整代谢功能，提升免疫力，从而促进脾胃健康。

🍀 适量运动有助于促进血液循环和气血运行，有益于脾胃健康

就算生活再忙碌，难以抽空到运动场或健身房做运动，也要坚持在日常生活中融入简单的运动来保持身体活力，如快步走、做伸展运动等。适量运动对促进新陈代谢、增强身体免疫力和缓解压力十分重要。

🍀 远离压力以免影响脾胃消化吸收功能

长期处于生活节奏太快、社会竞争太激烈、生活压力太大等环境之下，容易导致情志过劳、精神紧张，可能会出现肝气郁滞，使肝的疏泄失常造成肝郁，进而影响到脾胃的消化吸收等功能。所以要维护脾胃健康亦要适时放松身心，学习压力管理技巧来远离压力。

如有需要，可以考虑寻求中医辅助。中医师可以根据每个人体质和状况，提供针灸、中药调理等辅助治疗，帮助改善脾胃问题。

全民"健脾"管理不仅是保护个人健康的重要手段，也是促进全民健康的基础。通过重视脾胃健康，能够维持身体的平衡，远离各种身体不适问题，享受更健康、快乐的生活。从现在开始关注脾胃健康，一起"懂得食好一点儿"。

健脾增强免疫力党参来帮你

党参善补中气，又益肺气，是脾胃气虚常用药。古籍有记载党参"主补中益气，和脾胃，除烦渴。中气微弱，用以调补，甚为平妥"。党参性质平和，不燥不腻，适宜用作平日全家药膳食用。

党参

余医师饮食小贴士

二、识食餐盘

要食得好，首先要识食。

中医古籍有记载："五谷为养，五果为助，五畜为益，五菜为充，气味合以服之，以补精益气。""养"即供养，"助、益、充"则是帮助、增加、补充的意思。是指不同的食物类型对人体有不同的裨益，要根据人体的情况来调养，只有做到合理搭配和均衡饮食，才能使人体得到各种营养。不过这四类食物应如何配搭为好呢？

坊间有不少针对增肌、减脂、减重的健康餐、减肥餐，每餐要计算卡路里、蛋白质、碳水化合物等比例，实际操作上有点难以跟随。而且每"一份"食物到底又是多少？如果没有特别的增肌减脂目标，纯粹是平常想吃得健康些，该如何吃呢？

不妨在适应体质和食物性味的基础上，参考"211"Healthy Eating Plate（健康饮食餐盘），清晰明了地"看着吃"。

"食好一点儿"餐盘

健康饮食餐盘是由哈佛大学公共卫生学院所推行，好处是直观易懂、易记易执行，注重的是饮食质量，无须计算食物热量，且能维持均衡饮食。通过餐盘的比例更容易摄取到足够的蔬菜量,可以帮助稳定血糖和维持标准体重。

　　健康饮食餐盘是由蔬菜、水果、蛋白质和碳水化合物组成,再配合水和烹调用油的用量建议。

　　想象将餐盘分为4等份,其中蔬菜和水果占2等份(占餐盘的1/2),蛋白质和碳水化合物各占1等份(各占餐盘的1/4),这样就能达到均衡饮食的比例。

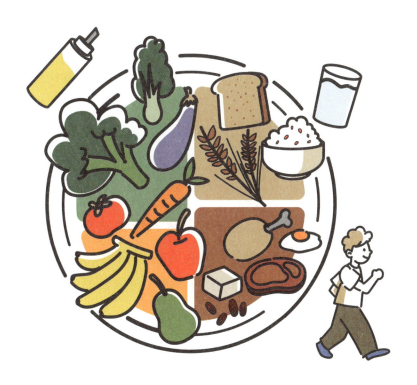

🍀 蔬菜和水果

含丰富膳食纤维、维生素和矿物质，如维生素A和维生素C及钾。多进食不同颜色的蔬菜和水果，如菠菜、胡萝卜、番茄和木瓜，摄取不同的营养素，令身体营养均衡，增强免疫力。

在饮食时选择适合自己体质和时令的蔬果，就能提升蔬果"助"和"充"的功效。

🍀 碳水化合物

类型比含量更重要，应以全谷杂粮根茎类食物为首选，如全麦、大麦、麦仁、藜麦、燕麦、糙米、番薯等。减少进食精致淀粉，如白面包、白面条、白米，以及加工食品，如饼干、蛋糕，就能摄取到身体所需的膳食纤维、维生素与矿物质，有助于稳定血糖、改善代谢问题。

中医认为"五谷为养"，"养"有供养、养护之意，五谷杂粮对于养护生命而言是不可或缺的一环。

🍀 蛋白质

此类食物以鱼肉、鸡肉、豆类、坚果为优先选择，一天最好同时吃到"植物性与动物性蛋白质"，肉类建议以白肉（如鸡肉）为主，红肉（如猪肉、牛肉、羊肉）为辅，加工肉制品脂肪高且含盐量极高，应尽可能避免食用。

中医认为"五畜为益"，是指肉类对人体有补益作用，能补充五谷主食营养之不足。蛋白质更是人体正常生理代谢及增强身体免疫力的重要营养物质。

平日购买包装食材时，不要单单被包装上的"低脂肪""低糖"标识所迷惑，购买前要细阅成分表和营养标签，谨记低脂肪并不等于健康。

懂得怎样吃，再配合经常运动就有助于保持身体健康。

> **小贴士**
>
> 健康饮食餐盘特别强调要多喝水，如果喝咖啡或茶，尽量加少量糖或不加糖，不喝含糖饮料。在烹调中应适量使用健康的植物油，如橄榄油、芥花籽油、粟米油、葵花籽油、花生油等，不要使用部分氢化的油品，因为其中含有不健康的反式脂肪。

三、一日之计在于晨——
早餐的重要性

正所谓"早餐食得好，健康不怕老"。一日之计在于晨，一天当中的第一餐当然不能轻视。

根据中医理论，早餐被视为一天中最重要的一餐。早晨是阳气初生之时，此时人体的阳气最旺盛，身体需要能量来启动新的一天。此外，早上的脾胃活动与饮食密切相关，被视为营气血的重要场所，与消化和营养吸收有关。

按脏腑经络论，上午7时至9时是胃经最活跃的时段，身体的气血注入胃经，是人体吸收营养的重要时段。因此，我们应该在这一时段内享用丰盛的早餐，以唤醒一天的精气神。到上午9时至11时，气血流入脾经。脾负责运化，转化早餐所摄取的食物，进行消化和吸收，为身体提供能量，应对一天的挑战。

如果我们不吃早餐，就无法提供身体所需的精微物质、气血和营养，身体将无法有效地进行新陈代谢和细胞再生，导致身体疲倦、注意力不集中、工作效率下降，甚至可能出现身体不适的情况。长期不吃早餐还可能引起脾胃功能失调，体内阳气不足，影响新陈代谢，进而影响整个身体的健康。所以，不吃早餐就像要勉强启动一辆没有足够动能的车一样——迟早要坏。

早餐吃什么

中医认为良好的早餐有助于滋养脾胃、补充精微物质和气血，为身体提供所需的能量和营养。到底何谓良好的早餐？

🍀 吃热食

脾胃爱暖怕寒，早上吃热食对于脾胃的苏醒很有帮助。例如肉丝米粉、水煮蛋、蒸馒头、蒸番薯、粥等都很有营养。

谈起粥，北宋张耒《粥记》中云："每晨起，食粥一大碗。空腹胃虚，谷气便作，所补不细。又极柔腻，与肠胃相得，最为饮食之妙诀。"这段话道出粥的"护胃"作用。明代名医李时珍在《本草纲目》中亦收录了大量粥膳方，可见古人极力推崇吃粥养生。早上吃粥除了对于唤醒脾胃很有帮助外，喝碗热粥还能让自己微微出汗，亦可以通利血脉帮助气血循环。

> **蘋常生活小贴士**
>
> 针对忙碌的现代人，早晨准备粥品其实很简单。在前一晚上先洗好米（可以选粳米、小米或者杂谷），再根据喜好挑选一些可隔夜存放在电饭锅的食材，如山药、番薯、南瓜或百合等，将这些食材一同放入电饭锅内，并预设于第二天早上开始烹煮，到刚起床粥已经煮好，待梳洗完毕后，粥刚好稍凉正好入口。

🍀 营养均衡

早餐最好包含多种营养素，包括谷类、蛋白质、青菜、水果等。有些人可能为了减肥，只吃水果用来代替早餐。水果虽然富含纤维有助于排便，但还需要吃一些含淀粉的食物，才有足够的能量帮助更好地完成排便。

🍀 避免生冷食物

不宜在早餐时食用蔬果汁、冰牛奶、奶酪、生菜沙拉等生冷食物，因为这些食物容易对肠胃产生刺激，可能对消化系统造成不利影响。

🍀 避免加工肉类

火腿、熏肉、热狗、香肠等都是早餐店常见的食物，偶尔吃一次无妨，长期食用加工肉类会增加患大肠癌的风险。

🍀 不宜过饱

一般来说，早餐吃到七八分饱即可，过于饱食可能加重脾胃的负担。长期进食过饱可能导致脾胃功能虚弱，因此要注意适量饮食，避免对消化系统造成过度负担。

早餐只要吃得营养丰富、清淡易消化，就有助于调养脾胃，维持身体的健康平衡。早餐不仅可以为身体提供所需的能量和营养，还有助于保持身体的阴阳平衡，调节脏腑功能和经络运行，促进新陈代谢，提高免疫力，预防疾病的发生。

今晚就开始准备明早热气腾腾的早餐来开启新一天的生活吧！

四、上火怎么办

　　困扰人们的健康问题，除了"湿"外，"热"也占有一席之地。

　　有时候煎炸食物吃得多、熬夜劳累、精神焦虑、压力过大等，就很容易出现口腔溃疡、喉咙红肿热痛、心烦失眠、皮肤出现暗疮、口干、小便黄赤、便秘等热气或上火的症状，这可能表示体内有过多的"热"。

"火"从何来

　　从中医学角度讲，五脏六腑在提供日常能量和基础代谢时都有相应的"火"存在。而当这种火过度燃烧，体内的阴阳状态便会失衡，引发上火症状。上火的原因有多种，可能因为外来邪气如风、寒、湿、邪入侵身体化热、七情（即喜、怒、忧、思、悲、恐、惊七种情绪活动）失调，导致脏腑气机紊乱，郁结而产生火气、饮食不节而积滞为热，或劳累过度导致阴虚阳亢。总之，身体失调和失衡都有机会令身体"火"起。

❀ **从不同的身体表征,可以知悉哪个脏腑有火:**

- 心烦失眠、口舌生疮或面赤口渴等,多属心火;
- 咽干肿痛、咳嗽痰黄、痰中有血丝、鼻干等,多属肺火;
- 胃脘灼痛、口干、口臭、牙龈肿痛或多食易饥等,多属胃火;
- 烦躁易怒、头胀痛、目赤干涩、两肋胀痛、眼睛分泌物多、耳鸣或口苦等,多属肝火;
- 腰酸腿软、潮热、盗汗、口热干燥却不欲饮、心烦失眠、头晕耳鸣,多属肾火,亦以虚火较为常见。

火要分实与虚

在健康状态下,人体的阴阳处于平衡的状态。当火积聚令阳气超出正常水平,例如嗜吃辛燥食物令热邪过剩,情志不畅令肝经郁热、瘀血阻滞、湿热内聚等,身体便会出现偏热症状,形成实火或实热,多见身热多汗、烦渴躁狂、面红目赤、流鼻血、便秘、尿黄、喜凉怕热等症状。有实热就需要清热,可以适量进食有清热功效的食材,例如冬瓜、黄瓜、西瓜等。

若因为中气不足、晚睡熬夜、久病体虚或者过劳等,体内阴气不足,内火相对旺盛导致热气,会形成虚火或虚热。多见手足心热、烦躁失眠、口咽干渴、潮热盗汗、眩晕、口腔反复溃疡、腰膝酸软等症状。此时需要的是滋阴,宜多进食有滋阴功效的食物,例如银耳、百合、雪梨、麦冬等。

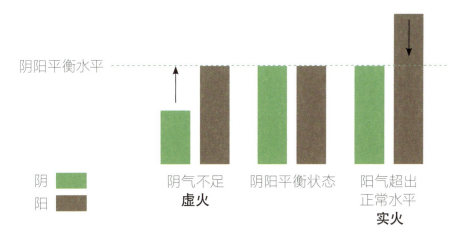

阴阳平衡水平

阴
阳

阴气不足
虚火

阴阳平衡状态

阳气超出
正常水平
实火

因此，若出现上火症状，要先分清是虚热还是实热，不能盲目地服用苦寒泻火食材或药物来清热气。如果在虚热状态却持续服用苦寒食物或药物，可能会进一步损伤脾胃，并加重体内的阴液不足，导致虚热加剧。如果体内没有热气或体质虚弱，还长期饮用凉茶，则可能会削弱脾胃阳气，进一步使体质变得虚弱。

除了经中医师以望、闻、问、切四诊辨证外，亦可以回顾自己近来有哪些生活习惯会导致上火，去初步判断自己当下属于虚热还是实热。若虚热或实热情况不严重，可以相应选择合适的清热气食疗：

· 心火：茅根竹蔗水（适合实热），冰糖莲子汤（适合虚热）

· 肺火：罗汉果茶（适合实热），雪梨汁、麦冬茶、百合粥（适合虚热）

· 胃火：绿豆汤或荷叶茶（适合实热），银耳莲子羹（适合虚热）

· 肝火：夏桑菊茶（适合实热），枸杞菊花茶（适合虚热）

· 肾火：黑芝麻、核桃仁、枸杞子（适合虚热）

很多人都听说过广东家常汤水"清补凉"。清补凉有个"凉"字，是否意味着用寒凉来清火呢？

清补凉虽有个"凉"字，但其性质一点都不凉，而是老百姓的平补佳品，有健脾祛湿、养心润肺的功效。尤其适合因脾虚有湿，心肺失调而出现胃口欠佳、疲倦乏力、抵抗力差、咽干易咳、心神不宁等表现，以及体虚易患感冒的人士。

清补凉以山药、芡实、薏苡仁、莲子为骨干，四款合用具有健脾祛湿、平补平泻之功效，可以按需要再适量配合其他材料，如茯苓以利水渗湿，沙参和玉竹以养阴润燥及清肺热，百合以养心润肺或陈皮以理气健脾等，加肉制成肉汤或者当素汤皆可。

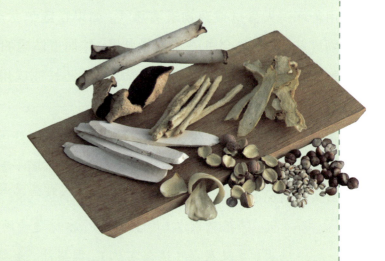

整个汤水补而不燥，清而不寒，常饮此汤水可达到未病先防的效果。在家中常备这些汤料，便可以随时饮用，达到健脾祛湿之目的。

五、护胃有道

现代人的生活节奏加快，饮食不规律，有时候难以抵挡美食的诱惑，容易出现饮食无节制的情况，这可能导致脾胃不适的问题。

常见的脾胃不适问题包括胃痛、吐酸、呕吐、呃逆、泄泻、便秘、腹痛等，如果这些问题没有及时得到有效治疗，可能会反复发作，并且也可能会发展成更严重的疾病，严重影响患者生活质量和身心健康。

都市人常见的脾胃问题

如果你经常感到胸口突然灼热，并伴有反酸等不舒服症状，而且症状频繁发作且影响日常生活，你有可能患上"胃食管反流病"，也称作胃酸倒流病（Gastroesophageal acid reflux disease,GERD）。

胃酸倒流病是由于食管暴露在胃酸及胃蛋白酶环境中，引发症状，并可能导致食管炎症或黏膜损伤。这些症状包括胸口灼热、胃酸倒流、嗳气、胸口疼痛、吞咽困难、吞咽痛等。从中医学角度看属于"噎膈""胸痛""吐酸"等病证范畴，多见于肥胖、脾胃虚弱、性格敏感及情绪焦虑的人士。

至于慢性胃炎多是由于长期饮食不规律、生活工作压力大、不良情绪等原因而导致胃黏膜受到伤害性刺激、反复摩擦损伤引起的一种炎性病变。症状包括左上腹部胀痛或隐痛、嗳气反酸、恶心呃逆或呕吐、胃口差等不适，常因食用冷食、硬食、辛辣或其他刺激性食物而引发或加剧。

慢性胃炎的发病率高居各种胃病之首，年龄越大发病率越高，50岁以上更为常见，男性的发病率高于女性。慢性胃炎一般分为浅表性、萎缩性和肥厚性3种。其中，萎缩性胃炎通常伴有异型增生或肠上皮化生，可能进一步发展为胃癌前病变。

从中医学角度看，慢性胃炎属于中医"胃脘痛"范畴。主要是因饮食不当、情志失调、体虚久病等导致胃失和降、气机郁滞、胃失滋养，进而影响气血的畅通。

中医调理脾胃有办法

古语有云："胃者，水谷之海，主禀四时，皆以胃气为本。"指出胃是容纳食物的仓库，水谷精华则是人体各部的营养来源，不论什么时候都应保持胃气调和。

中医治疗各种脾胃不适会通过辨证施治，按不同的证型给予相应的治疗，可以从根本上固本和胃，调理气机，以减少复发。平时注意饮食调养和情志调节亦有助于预防脾胃不适。

饮食要有节制，保持膳食平衡，这样可以使脾胃保持良好运转，气血充盈，正气旺盛，营卫调和，从而使外邪难以侵袭。此外，过度的情绪波动和压力过大可能对脾胃造成负担。研究显示，抑郁、焦虑状态在消化系统疾病中比较常见。故适当地调节情绪，保持心情平静，以及适当的运动、休息可使身心放松，也有助于维护脾胃健康。

养好脾胃有办法

❀ 生活贴士：

- 生活作息规律，一日三餐定时定量，不宜过饥过饱。

- 饭后不宜马上运动，最好休息一下再开始工作，或者慢步行走。

- 入睡前两三个小时最好不要吃东西，避免进食后立即平卧。

- 脾胃喜燥恶寒，注意腹部保暖。

- 脾胃不适多见于体质偏颇人群。调整的方法靠"养"，经常做腹部
  按摩、多运动、保持乐观情绪可改善症状。

❀ 饮食贴士：

- 脾胃不适时应进食清淡易消化的食物，如软米饭、萝卜、南瓜、豆
  腐、鸡蛋、鱼肉、瘦肉等；烹调方式宜清炒、清蒸。

- 平日适当食用有健脾作用的五谷类食物，如薏苡仁、大麦、芡
  实、莲子、小米等。

- 避免进食诱发脾胃不适的食物，如油腻和辛辣的食物、含咖啡
  因饮品和酒。

- 避免食用冷饮和雪糕；除了冰冷的东西以外，其他性质寒凉的食
  物像绿豆沙、螃蟹等也都不宜多吃，食物以温热为好。

- 避免吃隔夜蔬菜或储存过久的食物。

- 避免不良的嗜好和饮食习惯，如避免抽烟、吃太快、嚼口香糖和喝碳酸
  饮料。

养脾胃食疗

茯苓山药大米粥（尤其适合脾胃虚弱人士）

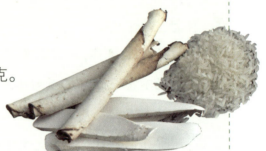

材料

茯苓15克，干山药30克，大米100克。

制法

加适量水，慢火熬为粥。

姜红茶（尤其适合脾胃虚寒人士）

材料

红茶5克，生姜10克（切丝）。

做法

放入保温杯中以沸水冲泡，加盖浸泡半小时，调入蜂蜜与红糖适量。

玫瑰花陈皮茶（尤其适合肝郁脾虚人士）

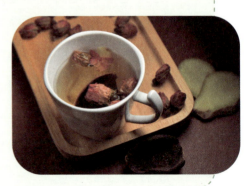

材料

玫瑰花5朵，陈皮3克，生姜2片。

做法

先将陈皮和生姜放入保暖杯中以沸水冲泡，最后加入玫瑰花。可反复冲泡直至无味。

通调解郁茶（尤其适合气郁质人士）

材料　玫瑰花3克，金盏花、杭菊花各2克，薄荷叶1克。

做法　以沸水冲泡，加盖浸泡半小时。

六、病后如何食好一点儿

当经历手术后、孕妇生产后，或是患有其他疾病初愈之时，身体仍处于初步修复状态，在这个时期"食好一点儿"是康复过程中非常重要的一环。

病后初愈"食好一点儿"并非指要吃高价中药材进补——多不一定是好，贵不一定是补。

在康复过程中，身体仍然会有气血亏损及脾胃功能失调的情况。在中医理论中，气血是维持身体运行的关键元素，气的运行能够推动血液循环。因此，气血亏损会使身体各个器官功能受损，表现出疲劳和虚弱等症状。至于脾胃被称作人体的"后天之本""气血生化之源"，负责转化饮食中的营养成分为能量，同时调节水液代谢，维持人体的正常运作。气血亏损会导致脾胃功能失调，脾胃功能失调又会令气血化生不足。

所以从中医学的角度来看，病后初愈时期需要以补充气血和调整脾胃功能为目标。气血调理得好，脾胃运作正常，就可以促进营养吸收，帮助身体更快地恢复健康。

病后如何食好一点儿

在病后初愈时期，身体的阴阳平衡尚未完全恢复和得到调整，脾胃仍处于虚弱状态。如果马上食用油腻难消化的食物或勉强多食，就会使尚未恢复的脾胃及元气受损。因此，饮食应该以平性而且容易消化的食物为主，避免过于刺激（辛辣、油腻）及生冷寒凉的食物。可以选择清淡的汤粥、煮蔬菜、清汤煮鸡肉等作为主食，有助于身体消化吸收，同时不会加重肠胃负担。在中药材中，党参及白术能补益脾胃功能。

饮食亦应该注重营养均衡，这样有助于补充身体所需的营养元素，提高免疫力，促进身体康复。中医认为，生病后身体多会气血亏损、阳衰气弱，这时一味大补，只会加重身体机能的不平衡。病后适量摄取各种营养成分可以帮助身体调整阴阳平衡，增强体力。例如，可以多吃富含蛋白质的食物，如豆类、肉类、鱼类，以及多吃新鲜蔬菜水果，补充维生素和矿物质。

喝水很重要，要注意适当的饮水量和饮水时间。中医认为，摄取适量的水分可以帮助排出体内的毒素，维持身体的水分平衡。病后初愈可多喝温水或淡盐水，有助于促进新陈代谢，加快康复速度。

除了饮食调节外，中医学也强调在身体康复过程中进行适量的运动，以促进气血运行，帮助身体恢复。同时，情绪的稳定对于康复也很重要，避免情绪过于激动或消沉，有助于平衡气血，促进康复速度。

总的来说，从中医的角度来看，通过调理饮食补益气血、锻炼身体、保持情绪稳定等方式对于脾胃的健康和康复非常重要。中医学强调整体身体平衡的重要性，只有保持气血运行畅通，才能实现身心健康和早日康复的目标。

七、瘦身要戒油戒碳吗

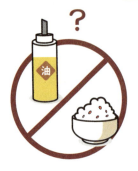

　　有人说减肥是女性的终生事业，不少人"闻油色变"，将油脂视为令人发胖的元凶；有人视所有的碳水化合物为万恶之物。现今在坊间有林林总总的饮食方法或减肥餐单，确实会令不少人感到困惑。

　　不过，不碰油或不碰碳水化合物的饮食方式，是否真的适合自己呢？

肥胖的由来

　　肥胖是由于摄入的能量超过消耗量，导致体内脂肪过度积累。不同人对能量摄入、食物的摄食产热效应和体重调节的反应各不相同，亦受遗传特点（如生理和代谢）及生活方式的影响。从中医学角度看，肥胖也可能是由于脾胃不和、过劳或情绪困扰所致。

- 脾胃不和所导致的肥胖是因为消化及吸收能力差，导致食物转化为湿气和痰浊滞留在体内，积累成垃圾。

- 身体过度劳累，例如经常走动或过度锻炼，会使肌肉受损，而脾主肌肉，肌肉过度受损会加重脾脏负担，造成过劳性肥胖。

- "脾在志为思，思伤脾"，脾胃在中医学中与思虑相关，思虑过度，经常熬夜，亦会损伤脾胃运化的功能，令体内的垃圾堆积。

可见导致肥胖的原因各有不同，若还没有找到肥胖的具体原因就人云亦云地胡乱戒食，可能会给身体带来更大的伤害。

戒油减肥法

油脂是身体热量的来源之一，吃多了确实会使人发胖，但油脂是维持身体运行不可或缺的营养素之一。油脂除了提供热量外，还是构成细胞膜的重要材料，也是身体合成荷尔蒙及各种激素的原料。饮食中的油脂还可以增加饱腹感，润滑肠道预防便秘，更可以促进脂溶性营养素吸收。可见健康脂肪对健康是必要且有益的。

市面上时有声称低脂的食品，不过要留意在制造这些低脂食物时，可能会用糖、精制谷物或其他淀粉的碳水化合物来替代。我们的身体会将这些精制碳水化合物和淀粉迅速消化，影响血糖和胰岛素水平，亦可能导致体重增加。

低脂并不等于健康，与采用低脂饮食相比，更重要的是专注于摄取有益的"好"油脂，避免有害的"坏"油脂。

- 好的油脂指不饱和脂肪，包括单元不饱和脂肪和多元不饱和脂肪，来源于植物油（如橄榄油、菜籽油、葵花籽油、大豆油和粟米油）、坚果、种子和鱼类。好的不饱和脂肪可以降低疾病风险。
- 坏的油脂是指反式脂肪，即使摄入量很少也会增加疾病风险。含有反式脂肪的食物主要是使用部分氢化油制成的加工食品。
- 至于饱和脂肪，在室温下呈固态，常见于红肉、牛油、乳制品和椰子油中。饱和脂肪虽然不像反式脂肪那么有害，但是饱和脂肪会堆积在血管内，让心血管疾病概率大大增加，因此不宜摄取过多饱和脂肪。

从中医角度讲，油脂的一大作用是润肠通便。保持正常的排便可以帮助身体排出代谢物，自然有助于瘦身。油脂还具有濡养和润泽的作用。如果女性过度戒油，气血失去濡养，可能会出现头发干枯、皮肤粗糙，甚至出现月经失调、痛经和闭经的情况。

脂肪是健康饮食的重要组成部分。选择富含好的不饱和脂肪的食物，限制高饱和脂肪的食物，避免坏的反式脂肪才是上策。

戒碳减肥法

碳水化合物为身体提供葡萄糖，这些葡萄糖转化为用于支持身体功能和活动的能量。碳水化合物存在于各种健康和不健康的食物中，包括面包、豆类、牛奶、马铃薯、饼干、粉面、汽水和甜点中。与其完全排除碳水化合物，不如选择质量好的碳水化合物类型才更重要。

- 健康的碳水化合物来源包括未加工或经过轻微加工的全谷物、蔬菜、水果和豆类，能通过提供维生素、矿物质、纤维和许多重要的植物营养素促进健康。
- 较不健康的碳水化合物来源包括白面包、白饭、糕点、苏打水和其他高度加工或精制的食物。这些食物含有易消化的碳水化合物，可能导致体重增加，干扰减重，并有糖尿病和心脏疾病发生的风险。

中医并不主张戒碳水化合物减肥。因为碳水化合物为身体带来能量，而身体在四季都需要能量，戒碳水化合物犹如将一台高性能机器的能源拔掉。

减肥的最好方法是要养好脾胃，消化功能好转才能把食物转成能量，减少堆积废物及清除旧有垃圾。在中医学"五谷为养"论述中，"养"有供养、养护之意，五谷杂粮对于养护生命是不可或缺的，而五谷杂粮基本上都是入脾经，最能养精和气血，调和脾胃。

中医看减肥

中医看减肥并非一味着重减重，而是先搞清楚肥胖的原因和证型，按不同的情况进行调理。

脾虚不运型的肥胖是由于脾胃功能较差，脾虚运化无力，未能将体内水湿疏泄，令水湿在体内停滞。常见肥胖臃肿、易倦、食欲不佳、大便稀薄不成形或便秘；舌体淡胖、舌边有齿痕。

调理应着重健脾益气，渗利水湿。可多吃茯苓、薏苡仁、赤小豆、党参、白术等帮助健脾祛湿。

痰湿内盛型是脾虚不运型的进阶版，由于脾气虚弱未能运化水湿，令湿邪不断积聚困于脾，阻滞了脏腑气机的升降。常见形体肥胖、身体沉重、肢体困倦、头晕头胀、腹部胀满不适等。痰湿内盛型人士平日喜卧懒动，喜食甜甘食物；舌质淡胖或大，并带有白腻舌苔。

调理应着重化痰利湿，理气消脂，可多吃赤小豆、薏苡仁、山楂、陈皮等。

胃热火郁型是由于阳气独亢令火热内郁，耗伤了津液，导致膏脂瘀积。常见食欲过于亢盛，进食量多但食后不久即感饥饿，易口渴而且喜欢喝冷饮，口臭，大便干结；舌质红，苔黄腻。

调理应着重清胃泻火，佐以消导，可多吃冬瓜、黄瓜、马蹄等。

肝郁气滞型是由于气郁不畅，堵塞气血运行，水液久滞积聚而出现水肿。常见胸部或者胁部出现胀满不舒服，胃胀胃顶，烦躁易怒，可伴口微苦，经前乳房胀痛，睡眠不佳；舌质暗，舌苔较薄。

调理应着重理气解郁，可多以玫瑰花、陈皮、山楂、菊花等泡茶，有助于疏肝理气。

脾肾阳虚型是由于脾肾阳气不足导致水液代谢失职，而表现为水湿痰饮停聚。常见体胖，四肢冰冷，畏寒喜暖，疲倦乏力，可伴腰酸腿软，食欲不佳，食后腹胀，尿少，大便不成形；舌质淡，舌苔较薄。

调理应着重补益脾肾，温阳化气，可适量进食桂圆、杜仲、肉桂等。

按照自己实际情况调节饮食，将五脏调好，身体的痰湿和垃圾才能以三浊（浊气、浊液、宿便）的形式排出体外。体内没有堆积垃圾，再配合健康的生活习惯就自然能瘦下来。

蘋常生活小贴士

如果平日在办公室工作时动得少，坐得多，觉得身体有沉重感，不舒服，可能是因为身体湿气太重。

中医认为"痰湿"是最容易发胖的体质，身体中累积过多的湿气易生病。体内湿气过多容易疲倦、水肿、下半身肥胖、湿疹、大便黏腻、肠胃不适、女性白带分泌物多等。除了要注意饮食外，每天最好帮助身体排除湿气，例如可以按位于小腿内侧的阴陵泉穴来帮助减轻水肿。

阴陵泉穴是足太阴脾经的合水穴，有健脾利湿、通利小便的功效。穴位位于小腿内侧，胫骨内侧末端凸起的后下方凹陷处（弯曲膝盖90度时，内侧凹陷按压酸痛处）。

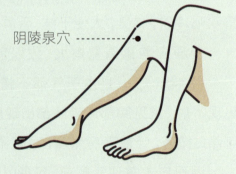

阴陵泉穴

如果按压时有肿痛感，可能表示脾湿。所以闲时就要按一按，久而久之疼痛会逐渐减轻。

八、抗炎饮食

说到"发炎"，可能会立即联想到伤口"红、肿、热、痛"等"急性发炎"的症状。

除了"急性发炎"外，还有另外一种发炎叫作"慢性炎症"，它是延迟性、持续性且全身性的发炎，是免疫细胞一直不断重复释放细胞激素引起的发炎反应。

什么是发炎

发炎反应是身体的自我防御机制。当身体组织受伤或被外来物（如细菌、病毒或致敏原）攻击破坏时，免疫系统会向身体发出讯号，移除有害刺激物或病原体，再进行自我修复。

正常来说，这是一个健康修复的过程，有助于身体对外来的微生物或伤害产生保护性反应，并防止损害的加重及扩大。例如打喷嚏或咳嗽能排除呼吸道中的有害物质；割伤或受伤时相关部位会感到疼痛和肿胀，这是由于组织正在修复。这些都是免疫系统正在修复受损组织或对抗入侵者的表现。随着免疫系统进行修复工作，炎症会逐渐减轻。

如果这些过程因为炎症持续存在或失去控制而形成慢性炎

症，就可能干扰细胞的正常功能，造成身体的组织损伤。除了因为基因异常引起的身体免疫系统失衡不断攻击自身细胞外，不健康的生活方式，例如缺乏运动、长期处于高压力状态和高热量饮食，也有可能引发全身持续出现低水平的炎症，使身体免疫系统逐渐失衡。

这些慢性炎症的症状通常比急性发炎的症状轻微，所以不容易被察觉，患者可能会出现慢性疲劳、反复感染或关节痛、难以修复的肌肉酸痛、腹泻或便秘、湿疹等。慢性炎症就像身体内的星星之火，若没有及时灭掉，可能会引发全身更大的伤害。至今已有许多科学研究证实了慢性炎症与老化、肥胖、心血管疾病、非酒精性脂肪性肝病、2型糖尿病、阿尔茨海默病等相关。

🍀 **如果你有下列情况，体内可能正在酝酿慢性炎症：**

- 皮肤无故起红疹或发痒
- 经常打喷嚏、鼻子痒、鼻塞、气喘、流鼻水、眼睛痒
- 经常腹泻
- 慢性肠胃疼痛或不适
- 关节肿胀、疼痛或发炎
- 手掌、手腕、脚踝或脚掌有慢性疼痛
- 经常膀胱或尿路感染
- 经常感觉到疲劳、头痛或失眠
- 忧郁、记忆力减退、神经退化性疾病
- 喜欢吃甜食或含糖饮料
- 经常吃油炸食物、烧烤、快餐

......

如何抗炎

看来"减炎"和"减盐"同样重要。

抗炎或减轻炎症饮食并非要计算每餐的热量或分量,而是要摄取多样化的抗炎食物,例如水果、蔬菜、不饱和脂肪、精制程度较低的全谷物、茶、咖啡、草药、香料等。

抗炎饮食不仅强调特定的食物和食物类别,还限制其他可能导致代谢炎症的食物,如高脂肪红肉、精制糖食品和饮料,以及过量的酒精。通过进食多样化的抗炎饮食,可以吸收均衡营养,食物中不同的营养素亦可以产生协同作用以增强免疫力。

🍀 **抗炎食物的例子:**

- 水果、蔬菜和豆类
- 高纤维全谷类食物
- 含单元不饱和脂肪食物,如牛油果、橄榄油、坚果、坚果酱、种子等
- 含多元不饱和omega-3脂肪食物,如核桃、亚麻籽、三文鱼、鲱鱼、沙丁鱼、鲭鱼等
- 茶和咖啡
- 至少含有70%或更高可可固体的黑巧克力
- 适量的草药、香料,如姜黄、生姜等
- 适量的酒精,如葡萄酒、啤酒等

🍀 **加重慢性炎症的食物例子:**

- 含糖饮料,如汽水、果汁饮料、冰茶等

- 过量的精制碳水化合物食物，如白面包、意大利面、米饭等
- 油炸食品
- 加工高脂肪肉类，如熏肉、香肠、热狗等
- 饱和脂肪，如全脂奶油和奶油、部分氢化油、肥肉和禽肉中的高脂肪部分
- 过量的酒精

中医看炎症治疗

对炎症的称谓，西医说是"炎症"，中医称作"内热"。

中医虽无直接对应的"炎症"概念，但它有自身的理论和治疗的方法。中医将炎症归纳为"热毒""内火""气血瘀滞"等范畴。炎症的发生与内外因素有关，内因包括正气不足、气血失调、脏腑功能失调，外来因素包括中医所讲的六淫邪气（即风、寒、水、湿、燥、火）。

中医并不是对抗西医学，而是强调阴阳的平衡，五脏六腑的协调和经络气血的畅通，所以在治疗及调理时会考虑人的整体情况，例如年龄、体质、病史、生活习惯等，进行个体化"因人、因时、因地"治疗及调理，做到祛邪不伤正气，扶正而不恋邪。

中医可以从以下几个方面治疗"炎症"：

使用中药治疗：中药主要用于清热解毒、消肿止痛、活血化瘀等方面。常用的中药有黄连、黄芩、金银花等，可以用不同的中药组合针对不同类型的炎症，如热毒、寒湿、气滞等。

针灸和推拿：针灸和推拿可以通过刺激特定的穴位来调节人体的气血循环，增强人体的免疫力，达到治疗炎症的目的。

拔罐和刮痧：拔罐和刮痧是中医常用的外治法，可以通过刺激皮肤表面的穴位和经络，促进气血运行，加速炎症的吸收和消退。

饮食调理：中医认为饮食对人体的健康有很大影响，合理的饮食可以帮助治疗炎症。炎症患者应避免食用辛辣、油腻、刺激性的食物，多摄取富含维生素和矿物质的蔬菜水果，保持饮食清淡，促进身体康复。

中医治疗炎症注重整体观念，强调个体化治疗，调整人体内的平衡，从而达到治疗炎症的目的。中医治疗炎症需要时间，患者需耐心坚持。治疗期间患者要保持良好的生活习惯，饮食清淡，避免辛辣刺激性食物，注意休息，保持情绪稳定，促进炎症的康复。

中医看生姜和姜黄

🍀 生姜

生姜是经常使用的食材，吃姜不仅能预防感冒、抗发炎，还有许多功效及好处。

生姜为姜科植物姜的新鲜根茎，味辛、性温，入肺、胃、脾经，有散寒解表、降逆止呕、化痰止咳、解鱼蟹毒之效，自古就是食疗良药。现代医学研究发现生姜有杀菌作用，所以民间谚语称"家备小姜，小病不慌"。

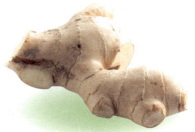

生姜

对于姜，民间有一俗语叫"冬吃萝卜夏吃姜，不用找医生开药方"。夏天多吃点姜，犹如三伏贴治疗一样，可以强化免疫，达到冬病夏治的作用。尤其是在夏天常吹冷气、喝冷饮，导致脾胃虚寒，出现腹痛、腹泻等症状时，可以适度食用姜以散寒。但是要注意夏天吃姜亦不宜过量，以免引起胃火旺，使身体变得燥热或过热。

民间亦有说"早上三片姜，胜过人参汤；晚上吃生姜，犹如吃砒霜"。早上阳气盛，多吃姜有助于气血循环，而晚上是阳气收敛、阴气渐长的时候，吃姜会加速血液循环，过量摄取可导致补阳过度。对虚寒体质或气血循环较差的人来说，适度食用姜可以促进血液循环，提升睡眠质量。

要注意，有些人不适合长期采取姜疗法，如阴虚、心烦易怒、耐冬不耐夏的人。而青少年阳气比较旺盛，特别是小朋友，属于纯阳之体，除非风寒感冒或体寒，否则一般也不需要姜疗。

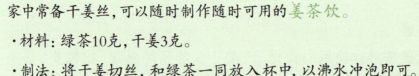

家中常备干姜丝，可以随时制作随时可用的姜茶饮。

· 材料：绿茶10克，干姜3克。

· 制法：将干姜切丝，和绿茶一同放入杯中，以沸水冲泡即可。

此茶寒热平调，调平阴阳。可作为常人日常保健饮品，并能解酒、解毒。

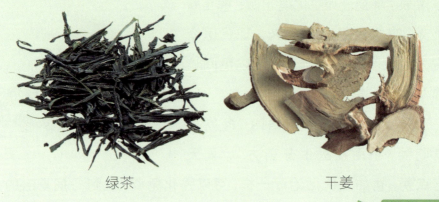

绿茶　　　　　　　　　　干姜

佘医师饮食小贴士

姜黄

至于姜黄，是姜科植物姜黄的干燥根茎，味辛、苦，性温，入肝、脾经，有活血行气、通经止痛的功效。姜黄常用于咖喱中作为天然染色剂。近年研究证实，姜黄当中的有效成分——姜黄素（curcumin），具有很强的抗氧化、抗炎功效，可以协助抑制慢性炎症。

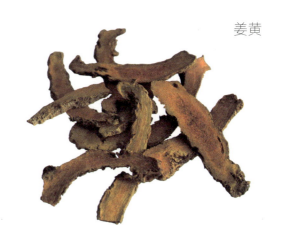

姜黄

不过并非任何人士都适合服用姜黄。

- 体质燥热者：由于姜黄本身性温，体质燥热人士食用后，可能会使上火的情形更加严重。

- 月经来潮者：姜黄具有抗凝血的功效，能够活血化瘀，若是正值月经时食用，可能会使出血量增加。

- 怀孕中的妇女：姜黄可能会刺激子宫活动，因此不建议怀孕的妇女食用。

- 肠胃不好或有胃酸倒流问题者：姜黄容易刺激胃酸的分泌，因此有肠胃问题或受胃酸倒流困扰的人士，建议少量摄取。

- 即将动手术或正在服用其他中药、西药者：为了避免影响手术与其他药物效果，如果是即将要动手术或是正在服用药物，建议停止摄取姜黄并详细咨询医生。

姜

颜　　色: 较浅, 多为鹅黄色

气　　味: 较辛辣刺激

食用味道: 味道呛辣

作为烹调用途: 可当作调味料, 多提味用, 亦可煮汤、泡茶

中医保健观点:

· 可发散风寒

· 可止呕

姜黄

颜　　色: 较深, 多数为橘黄色

气　　味: 较温和, 木质调气味

食用味道: 较为苦涩, 带有香料的余韵

作为烹调用途: 可当作调味料, 常见于咖喱香料中

中医保健观点:

· 可活化瘀血

· 可消肿毒

许多慢性炎症都是来自不良的饮食与生活习惯, 若这部分源头没有解决, 慢性炎症还是会一直发生。因此, 平时除采取"抗炎饮食"外, 还要坚持"抗炎生活习惯", 通过采取适度的运动、养成良好的作息、保持心情舒畅等方式, 可以增强人体的抵抗力, 预防及改善慢性炎症的发生。

九、超级食物超级好吗

网络上不时会流传"超级食物"，甚至每隔几年就会有新的超级食物面世。这些超级食物多标榜为含有丰富的抗氧化成分、维生素与矿物质，可以降血糖、降血压，有助于提升抵抗力及预防各类疾病。

中医食疗中有没有"超级食物"

中医理论并没有超级食物的概念。中医认为，每种食物都有其寒、热、温、凉的偏性，以及不同的功效，不一定所有食物都适合所有人士食用。只要选取适合自己体质的食物，根据环境和气候变化，适量和均衡进食都可以有效养生。反之，只是因为人云亦云而盲目追捧"超级食物"可能会适得其反。

例如红菜头含有抗氧化物甜菜红素，有助于抵抗自由基对细胞的破坏，防止血管硬化，但它同时属高钾质食品，不适合血压低或肾功能弱的人士食用。从中医角度而言，红菜头性质寒凉，气血虚弱的人过量进食会损耗气血，并会出现头晕等症状，因此虚寒人士不宜经常进食。

姜黄含姜黄素，具有抗氧化及抗炎作用，有助于身体细胞对抗有害自由基，降低形成慢性炎症的风险。不过，姜黄内的姜黄素含量不多，研究表明，只有将姜黄与含胡椒碱的食物（例如黑椒）一同进食，才是有效提高人体吸收姜黄素的方法。在中医理论中，姜黄属温性，有活血行气、通经止痛功效，过量食用容易使身体出现偏热症状，如出现口疮、暗疮、便秘及咽喉痛。体质燥热者和平日月经量较多的女士在月经来潮时亦不宜进食。

枸杞子含有玉米黄素及胡萝卜素，具有抗氧化功效，有助于保护视力。有研究指出，枸杞子有抗凝血作用，服用抗凝血药（俗称薄血药）人士应避免食用。虽然枸杞子性平，过量食用亦容易上火，出现喉咙痛的症状，故身体出现炎症的人士，例如皮肤发炎、感冒发烧，出现腹泻等问题的人，不适宜大量服用枸杞子。

新一波超级食物——虎坚果其实并不是真正的坚果，而是油莎草的块茎，虎坚果的名字来源于其外表有类似于老虎的条纹，吃起来有点甜甜的奶油味与椰子味。虎坚果富含维生素、矿物质、纤维和脂肪，可以改善肠道健康、减轻体重、帮助消化和预防便秘，亦有助于控制血压水平，保持血管健康，减少慢性炎症。正因为虎坚果富含纤维，过量摄入可能引起腹胀、腹泻或消化系统不适等。如果有消化问题或对高纤维食物敏感者，建议适量或减少食用。

"超级食物"并非"万能食物"，绝不能单靠食用某几种食物就以为可以永葆健康。要"对自己好一点儿"就要从"自己"出发，了解自己的身体状况、潜在的问题和需求，根据身体的需求选取合适且多样化的食物种类，才能有效地养生。

十、食得开心有办法

现代人生活忙碌、压力大，可能会以"食"来减压。只有食得有技巧，才可以食得既健康又舒压。

吃出一道彩虹

从营养学角度看，以蔬果为优先的"彩虹饮食法"主张要进食像彩虹一样色彩丰富的食材，来为身体补充不同的营养素，使身体营养均衡，增强免疫力。望着七彩缤纷的餐盘，进食时自然会更开心。

·红色食物　例如西红柿、红菜头、红甜椒、草莓等。红色的蔬菜和水果富含茄红素，愈红就有愈多茄红素。茄红素有抗氧化功能，能保护心脏健康，在烹调时加入适量的油烹饪可以增加茄红素的吸收。

·橙黄色食物　例如胡萝卜、南瓜、番薯、粟米、黄金奇异果等，含叶黄素及玉米黄素，有助于保护视力和保持眼睛健康，其中的胡萝卜素可在人体中转化为维生素A。

·绿色食物　例如西兰花、牛油果、黄瓜、羽衣甘蓝等，含丰富膳食纤维、维生素C、叶绿素，有助于提高免疫力及保持肠道及肝脏健康。

·紫蓝色食物　例如蓝莓、紫薯、茄子等，含有水溶性色素花青素，可对抗身体的自由基，有助抗衰老，保护心血管健康。

• 黑色食物　例如黑木耳、黑枣、黑豆、黑芝麻等含有丰富的花青素，具有抗氧化功效，而且黑色食物所含的膳食纤维、蛋白质和矿物质铁、锌等，可以预防便秘和贫血。

解郁食疗

现代社会，许多人在忙碌的生活中面临着各种压力和挑战，这些压力往往会导致情绪低落和产生抑郁情绪。中医学的观点认为，饮食和情绪之间有着密切的关系。适当的饮食调理可以帮助平衡身体的气血津液，从而影响人的情绪状态。通过采用一些有益于情绪健康的食材，保持适度平衡的饮食习惯，可以帮助我们改善情绪、缓解抑郁情绪。

《黄帝内经》有云："心在志为喜、肝在志为怒、脾在志为思、肺在志为忧、肾在志为恐。"情绪失调会直接损伤脏腑，所以有"内伤七情"之说。就像肝，怒急伤肝，会导致肝脏阳气升发太过而形成肝气不舒，出现情绪低落、烦躁易怒、头目眩晕，亦可能诱发高血压、冠心病、胃溃疡等疾病。

在中医饮食疗法中，有许多食材被认为对于改善情绪、缓解抑郁有明显的效果。例如，黑木耳被视为具有补血养气、调节情绪的功能，常被用于调理忧郁情绪。核桃、龙眼等食材也被中医认为能平静心情、缓解焦虑情绪。一些具有温和性质的食材如南瓜、红枣等，也常用于调理情绪不稳定的情况。

除了食材外，饮食习惯也对稳定情绪起着重要作用。中医强调，要有平衡及定时的饮食习惯，适量摄取各类食物，亦要避免过饱、偏食等不良习惯。除了营养成分外，食物的性质与热量也可能对情绪产生影响。中医学认为，饮食过度偏热或进食过分刺激的食物（如辛辣食物和油腻食物）容易使气机不顺，进而影响情绪稳定。因此，选择清淡易消化的食物有助于平和气机，帮助缓解抑郁情绪。

佛手茶有助于和胃理气、燥湿化痰

从中医角度看，佛手茶入脾、胃经，有和胃理气、止痛功效，可以缓解脾胃虚弱引起的胃脘胀痛、恶心呕吐和食欲不振。从现代医学角度看，佛手茶中含有挥发油、佛手内酯、柠檬内酯、橙皮苷等，有助于疏肝理气、和胃止痛。

陈皮青萝卜煲鸭汤有助于理气健脾、清肺热、润咽喉

陈皮味辛、苦，性温，归肺、脾经，具有理气健脾、燥湿化痰之功效；青萝卜性微凉，也具有健胃消食、止咳化痰、顺气利尿、清热解毒的功效；老鸭性平，具有滋阴补虚、利尿消肿的效果。陈皮青萝卜煲鸭汤具有清肺热、润咽喉、理气健脾的功效，非常适合全家饮用。

先将青萝卜去皮、洗净、切厚片，陈皮浸泡、去瓤备用。老鸭切去尾部，去掉脚和内脏。将所有食材加生姜放进汤锅内，加清水，大火煲沸后，改用小火煲2.5~3小时，加入适量盐调味即可。

陈皮红茶有助于行气消滞

陈皮具有理气宽中、燥湿化痰、消食的功效（有实热、气虚及阴虚燥咳者慎用）。一般用陈皮3克，与红茶放入80℃开水中闷泡几分钟，放凉后即可饮用，有助于行气消滞。

佘医师饮食
小贴士

十一、小儿更要食好一点儿

　　成年人多能理解健康饮食的重要性，但是对于幼童，他们哪会明白均衡又定时的饮食对健康的重要性呢？幼童因病或因口味喜好出现偏食情况，不论父母如何千方百计、软硬兼施，小公主或小王子不吃就是不吃。

　　"小儿更要食好一点儿"并非指儿童要吃贵价补品，而是要及早养成良好的饮食习惯。

　　厌食和肠胃不佳是儿童常见的问题。厌食是指儿童长时间不愿进食、食欲不振、食量减少，甚至拒绝进食的一种常见病症，在1~6岁儿童中较为常见。这一阶段的儿童正处于生长发育的重要时期，厌食或肠胃不佳会影响营养吸收，进而影响生长发育。

　　从中医角度来看，小儿厌食和肠胃不佳通常与脾胃虚弱、气血不足、脾虚湿困等因素有关。脾胃是消化系统的主要器官，负责消化食物和吸收营养。如果脾胃功能虚弱，会导致消化不良、食欲不振、厌食等问题。

此外，气血不足和脾虚湿困也可能令肠胃功能失调，进而影响儿童的饮食状况。患有初期厌食的儿童通常外貌和精神状态未见异常，要靠照顾者细心留意才能察觉儿童是否有厌食的问题。厌食病程较长的儿童可能会出现面色苍白、体重减轻等症状。

厌食主要是由于平时饮食不节制或因喂养不当，长期偏食等，损伤脾胃正常的运化功能，导致食欲减退、身体消瘦，影响正常的生长发育。

小儿"脾常不足"

小儿"脾常不足"，饮食不能自调，食物不知饥饱。有些家长缺乏育婴保健知识，以为给予高营养的滋补食物就可以了，却未有考虑到儿童脾胃的运化能力；或因过于溺爱，乱投杂食；或恣意投其所好，使儿童养成偏食习惯；或进食不定时，生活不规律等，皆可导致脾失健运，胃不思纳，脾胃不和的厌食症。

脾与胃互为表里，虽各有所司，但相互关联，合力协调整个饮食消化吸收过程。胃负责接受和容纳水谷，再将食物消化为食糜，由小肠将食糜进一步消化分解成清浊两部分：其清者，即营血物质，被小肠所吸收，上输于脾，由脾将营养精微运送到身体各部，以滋养全身组织器官；其浊者，即食物残渣和部分水液，则下注大肠或渗入膀胱排出体外。

脾胃相辅相成。脾为阴土，喜燥而恶湿，得阳则运；胃为阳土，喜润而恶燥，以阴为用。所以饮食失调，会损伤脾胃功能，胃阴受损会食欲不振，脾阳受损则影响消化功能。

小儿饮食调理

要解决小儿的厌食和肠胃问题，可以通过饮食来补充营养和调理脾胃功能。

1. 姜糖水：姜糖水是一种温和的饮品，可以帮助暖胃和促进消化。对于脾胃虚弱的儿童，喝一杯姜糖水有助于改善胃肠功能。可以用开水煮已切片的生姜10分钟左右，再加入适量红糖拌匀即可。

2. 红枣粥：红枣是一种补血养血的食材，对于气血不足的小儿特别适合。可以将红枣和糯米一起煮成粥，有助于补血理气。

红枣

3. 胡萝卜粥：此食疗源自《本草纲目》，将胡萝卜切碎块，加米和水熬煮成粥，亦可以加入瘦肉同煮。胡萝卜含有丰富的胡萝卜素，能够刺激体内免疫物质的生成，提高儿童的免疫力。

胡萝卜

4. 清淡易消化的食物：避免给儿童吃过于油腻、辛辣的食物。平日可以选择清淡易消化的食材，如蔬菜汤、薏苡仁粥等。

除了食疗外，生活作息和情绪也对儿童的脾胃功能也有影响，建议家长要注意儿童的作息时间，保证充足的睡眠，避免造成儿童过度担忧和产生压力，这将有助于改善脾胃功能。

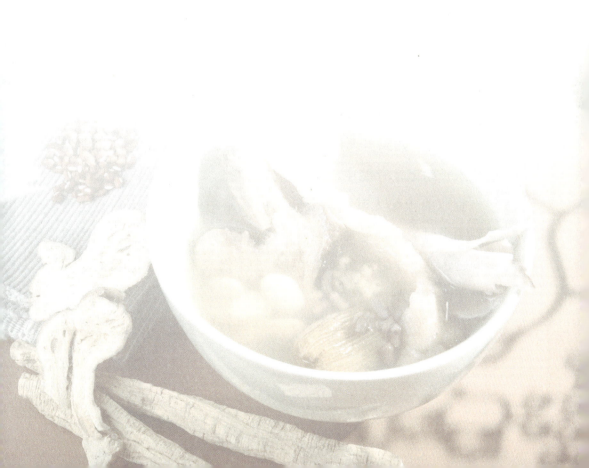

第三章

如何活好一点儿

一、睡得好能医百病

"睡得好能医百病"这句话一点也不夸张。

很多人以为睡眠是一个被动静止过程。其实不然，睡眠时只有躯体在休息，脑部仍然保持活跃。现代研究指出，睡眠可分为两种状态：眼快动睡眠和非眼快动睡眠，分别有提高大脑功能，以及提高体质和免疫力的能力。通过脑部调控，这两种状态每晚固定地交替出现。若睡眠不足将会大大影响健康，尤其是影响儿童的脑部发育。

对于长期缺乏睡眠的人来说，补眠可以让身体获得短暂的睡眠补偿。但是补眠无法弥补所有损失，"没有了，就是没有了"。例如睡眠可以帮助将新学习的行为或技能整合到长期记忆存储路径中。如果当天没有实时处理，就是没有将暂存的短期记忆放入长期记忆存储中，日后就无法弥补。

别以为年纪大就只需要较少的睡眠时间。成年人每晚也需要7~9小时的优质睡眠。随着年纪增长，有许多与老化有关的健康问题，都和睡眠质量有关。睡得少不代表不需要睡，反而更要想办法改善睡眠。

从中医学角度看，睡眠亦是人体进行修复的重要时间。在睡眠状态下，人体的组织器官大多处于休息养护状态，让气血能专注于灌输到心、肝、脾、肺、肾等重要器官进行修复。据中医子午流注理论，一日之中每个时辰都有对应的经络脏腑值班（见本书"顺着时辰去养生"）。晚上11时到凌晨3时是胆经和肝经运作的时间，所以晚上11时前入睡能养肝护胆，帮助身体修复及排毒。

所以，睡得好和睡得够才可以令身体更健康。

不过都市人生活既忙碌又压力大，睡得好和睡得够好像越来越难做到。睡眠不足会令人疲劳、注意力及记忆力减退、情绪波动易怒、日间嗜睡、对事物失去热情、容易紧张、头晕头痛等。长期睡眠不足更可能引发高血压、心脏病、中风、糖尿病、肥胖、精神病、脑力衰退等。

如何睡得好

想提升睡眠质量，中医养生调理可以帮助你。

1. 睡前泡脚

人的双脚有着与各脏腑相对应的反射区，用温水泡脚刺激这些反射区，可以促进人体血液循环，增强脏腑功能。同时通过水的温度及浮力，可以刺激脚底穴位和各脏腑的反射区，帮助新陈代谢和舒缓疲劳。时常容易手冷脚冷及睡眠质量较差的人士都很适合泡脚养生。

泡脚水温：大约维持略高于体温的温度（38～40℃），以泡脚时会微微冒汗的程度为好。

泡脚时间：晚上泡脚有助于缓解一天的疲劳，放松中枢神经，帮助睡眠。每次泡脚时间不宜超过20分钟。

泡脚水位：让水位略高于靠脚眼位置的三阴交穴。三阴交穴在小

腿内侧脚踝向上约3寸（约4根手指宽）处，三阴交穴有活血的功效，

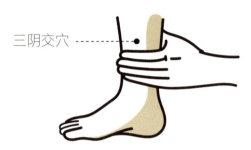

三阴交穴 ┈┈┈

可以疏通肝、脾、肾三条经络的气血。需注意按摩三阴交穴会促进子宫收缩，有流产或早产之虞，孕妇不宜按摩此处。

　　泡脚后谨记要擦干双脚，再穿上保暖的袜子来维持脚部的温度，以达到养阳气的效果，并且适量喝温水，补充因排汗而散失的水分。

🍀 泡脚注意事项：

- 饭前饭后30分钟内，过饥、过饱、饮酒后，或身体过度疲劳、精神紧张、惊恐、焦躁者，均不宜泡脚。
- 痛觉和温觉异常、高龄、语言障碍、认知障碍者慎用；如必须使用，应有专人全程陪护。
- 有出血倾向疾病及凝血功能异常者，或平日经量过多及产后妇女，如需泡脚应先咨询中医师。

2. 安神助眠食疗

莲子百合汤（1~2人分量）

材料

莲子12克，百合12克，猪瘦肉片适量。

做法

莲子及百合洗净备用。煲中加入适量清水，用大火煲至水滚，加

入所有材料，煮沸后转小火继续煲1.5小时。

党参桂圆乌鸡汤 （2~4人分量）

材料

党参30克，桂圆10克，山药30克，陈皮1角，乌鸡1只。

做法

乌鸡切块、洗净，汆水，备用；将所有药材洗净，浸泡约15分钟。煲中加入适量清水，用大火煲至水滚，加入所有材料，煮沸后转小火继续煲2小时。

茯神元肉助眠汤 （2~4人分量）

材料

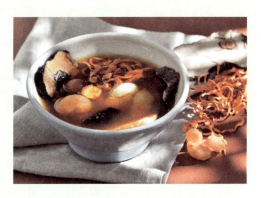

茯神45克，桂圆15克，莲子15克，百合12克，虫草花30克，陈皮1角，南枣3枚，生姜2片。

做法

1. 将所有材料（生姜除外）用清水冲洗干净。
2. 所有药材用清水浸泡15分钟。
3. 将所有已浸泡的药材置锅内，加15碗水，大火煮开后，转小火煲1.5小时。
4. 可加已汆水的瘦肉同煲。

3. 按摩神门穴

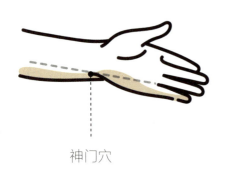

神门穴

神门穴位于手腕处，掌心朝向自己时，手指尾向下延伸、手腕关节横纹处，有个骨头之间的凹陷处。神门穴是心的原穴，属于手少阴心经，具有滋阴降火、养心安神作用，

按压神门穴可改善与心脏、心神相关毛病。当遇上焦虑、失眠、晕车、五十肩、胃酸倒流或更年期不适等问题，都可以试试按压神门穴舒缓不适。

4. 调整睡姿

睡眠的姿势因人而异，中医养生主张最理想的姿势是"右侧屈膝而卧"，即向右侧"弓"字形睡，这个姿势可以帮助舒展心脾之气，放松四肢肌肉，有利于流通气血和通畅呼吸道。

人的心脏位于左侧，向右侧睡时心脏位于胸腔高点，既不会压迫心脏也能帮助心脏减轻负担。右侧睡时处于右边的肝脏便会落在低位，增加肝脏的供血量，帮助加速排出毒素废物，而且胃部的食物也较容易输送到右边的十二指肠，帮助消化。

不过多数孕妇则宜左侧卧，因为大部分孕妇在中、晚期时都会出现子宫右旋倾斜，左侧卧可减少对右侧输尿管及子宫血管的压力，对胎儿及孕妇均有好处。另外，一些患有肺病、心脏病或骨骼问题的人士，亦可能需要不同卧式助眠，要根据个人情况而定。

二、手到擒来舒缓疲劳穴位

工作繁忙的你，是否常常"上班不停工，下班也加班"，整天对着电脑发送无尽的邮件？是否忙到分不清今天是星期几，总觉得身心疲惫、不在状态？

疲劳是困扰都市人的亚健康问题之一，主要是因为过度劳累（包括脑力和体力）、饮食生活不规律、工作压力和心理压力过大等。长期处于身心受压的情况下可能有焦虑、抑郁、失眠等不同症状，令睡眠质量变差而造成恶性循环，必须尽早调理。

自我调理要以"解郁舒压，安神畅情"为目标，找出最适合自己调节压力的放松方法，例如静坐放松去调节呼吸和调心肾，再配合健康茶饮辅助调肝解郁。

要舒缓疲劳，当然不要做太劳累的活动。可以通过按压头部和手腕的穴位舒缓疲劳，简单容易掌握，又手到擒来。

舒缓疲劳穴位

百会穴位于头顶正中央，想象由双耳到头顶画一条线，再由眉心往头顶画一条线，两条线的交接点就是百会穴。百会穴是全身气流交汇之处，可以疏通头部经气。而且头顶有大量血管和神经通过，按摩百会穴四周亦有助于恢复精力，化解身体疲劳，预防头晕。

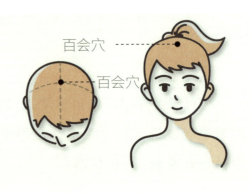

百会穴

百会穴

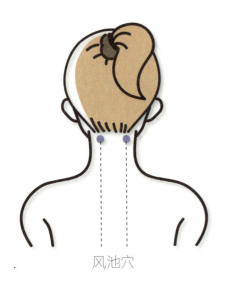

风池穴

风池穴位于颈后区，微低头后在枕骨下方，两条大筋之间明显凹陷处就是风池穴。按压时用大拇指和中指自然放在枕骨两旁，轻轻滑动。按压风池穴有祛风、解表、清头目、利五官七窍的功效。

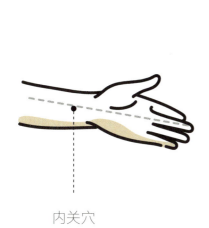

内关穴

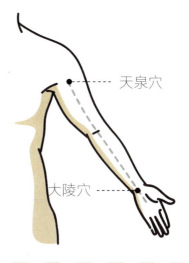

天泉穴

大陵穴

内关穴位于前臂内侧。将一手的食指、中指和无名指并拢，放在另一手手腕内侧，无名指刚好触碰另一手手掌同手腕交界处的横纹，这个时候三指并拢的食指所在位置就是内关穴。按压内关穴有补气血，预防心肌梗死的功效，另外对减轻胃胀也有帮助。

亦可以以空掌掌拍手臂内侧的**心包经**（天泉穴至大陵穴连线），即从手臂上端，沿着内侧一路拍打或按摩到手掌的部位。以中等力度匀速拍打，方向自上而下，每一侧各拍打5分钟，共10分钟。要注意拍打力度不要过大，皮肤感染、溃疡、瘢痕部位不宜拍打。

除了按摩穴位外，也可以饮用日常舒压茶。将玫瑰花放入茶杯，倒入开水浸泡，待水温至60℃时加入蜂蜜搅拌均匀，即可饮用。适量饮用有助于理气止痛、疏解情绪、美容养颜。

要舒压和舒缓疲劳，最重要的是在忙碌的生活中不要忘记调整呼吸：

吸气→再慢慢呼气→放松→再重复。

三、饮杯茶放松心情

茶自古以来被誉为"万病之药"，茶叶最早的应用是药用，后来才逐渐演化为饮用。唐代著名医学家陈藏器在《本草拾遗》中称誉茶："诸药为各病之药，茶为万病之药。"时至今日，茶疗亦成为防治疾病和养生保健的一种自然疗法。

茶的传统功效包括：少睡、安神、明目、清头目、止渴生津、清热、消暑、解毒、消食、醒酒、去油腻、下气、利水、通便、治痢、祛痰、祛风解表、坚齿、治心痛、疗饥、疗疮治瘘、益气力、延年益寿等。

现代研究亦有发现，茶叶含有多种功能性成分，例如茶多酚、儿茶素、咖啡碱、茶色素、氨基酸、多种维生素及矿物质元素，有抗肿瘤、抗氧化、抗辐射和重金属毒害等作用，可以防止高血压引起的动脉硬化、中风、糖尿病、高脂血症、脂肪肝及皮肤病等多种疾病。经常饮茶还可有效地保护身体细胞免受自由基的攻击和氧化损害，延长细胞寿命，推迟人体的衰老速度。

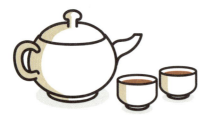

不过，大前提是一定要"饮得对"。

如何选对茶

茶叶根据制法和寒温性质可以分为绿茶、白茶、黄茶、青茶、红茶和黑茶。发酵度越低，越偏于寒凉；发酵度越高，越偏于温热。寒凉茶种可以帮助清热解毒，生津止渴；温性茶种则有助于温胃养胃，消滞去腻。所以要饮茶一定要选对时机，选对茶种。

绿茶 是不经发酵的茶，属寒性，有提神醒脑、生津止渴、清热解毒、消暑利水、明目治痢功效。茶叶色泽和冲泡后的茶汤以绿色为主调。如西湖龙井、洞庭碧螺春、信阳毛尖、黄山毛峰、台湾绿茶等都是常见的绿茶。

白茶 属于轻发酵茶，偏寒，有清热解毒、生津止渴、健牙护齿、消暑利水功效。白茶的加工过程不经炒揉，只有萎凋和烘焙两道工序。茶叶具有独特的甜毫香，汤色黄绿清澈，滋味清淡回甘。常见品种有白毫银针、白牡丹、贡眉、寿眉等。

黄茶 亦属轻发酵茶，在制作过程中经焖黄工序而成。黄茶属凉性，有祛痰止咳、运脾消食、清热解毒功效。茶叶外观呈黄褐色，茶汤是淡黄色，茶味较清醇。常见品种有君山银针、蒙顶黄芽、霍山黄芽等。

青茶

属于半发酵茶，根据不同的品种、发酵和焙火程度之不同，可属凉性、中性或偏温性，多有提神醒脑、去腻消食、生津止渴、下气醒酒功效。茶叶外观呈深绿或黄褐色，茶汤多带有花果香味，例如铁观音、武夷岩茶、凤凰单枞、台湾乌龙茶、东方美人茶等。

红茶

红茶属全发酵茶，温性，红茶的特征是外观和茶汤均呈红褐色，有温阳活血、暖胃止泻、散寒除湿、下气止逆功效，例如印度阿萨姆红茶、中国祁门红茶、斯里兰卡乌瓦红茶等。

黑茶

是经过全工序的后发酵茶，温性，有温胃养胃、消滞去腻、祛风醒酒功效，例如湖南千两茶、广西六堡茶、云南普洱茶等。

按体质选对茶

茶叶按照其发酵程度的不同，所体现的性味也不同。不同性味的茶叶既有适用人群，亦有饮用禁忌，可以根据九种体质，选择适宜的茶饮，使身体保持阴阳平衡的健康状态。除了单纯泡茶叶饮用外，亦可以根据体质配合不同的药材制作药茶方：

气虚体质

- 人参茶：人参3~5克。以200毫升开水冲泡，加盖焗泡10分钟。
- 人参菊花茶：人参、杭白菊各5克。以200毫升沸水冲泡，加盖焗泡10分钟。

🍀 阳虚体质

- **甘草干姜茶**：干姜3~5克，炙甘草3克，红茶1~2克。将材料放入茶杯中，加入200毫升沸水，加盖焗泡5分钟。
- 阳虚体质人士应少饮绿茶、黄茶。

🍀 阴虚体质

- **沙参麦冬茶**：北沙参、麦冬、桑叶各3克。将材料洗净后放入锅中，加200毫升清水，浸泡约15分钟，煮沸，倒出药茶即可饮用。
- 阴虚体质人士慎喝红茶、黑茶。

🍀 痰湿体质

- **山楂茶**：山楂10克。将山楂放入茶杯中，加200~400毫升开水，加盖焗泡10分钟。
- **楂明茶**：山楂5克，决明子3克，花茶3克（花茶可选茉莉花、桂花、珠兰花、玫瑰花或玳玳花等）。将山楂和决明子放入茶杯中，加200~400毫升开水，加盖闷泡10分钟，再放入花茶，加盖再闷泡5分钟。

🍀 湿热体质

- **荷叶决明茶**：荷叶6~10克，决明子10~15克。将材料放入茶杯中，加200~400毫升开水，加盖闷泡10分钟。
- **马齿苋茶**：马齿苋5克，绿茶3克。将马齿苋放入茶杯中，加200~400毫升开水，加盖闷泡10分钟，再放入绿茶，加盖再闷泡5分钟。

·湿热体质人士慎饮红茶、黑茶、重发酵青茶。

血瘀体质

- **益母花茶**：益母草、川芎、当归、花茶各3克（花茶可选茉莉花、桂花、珠兰花、玫瑰花或玳玳花等）。将益母草、川芎和当归放入锅中，先用200毫升冷水浸泡约15分钟，再煮沸即可，倒出药茶便可饮用。

- **注意**：孕妇、月经量多者禁用。

- 血瘀体质人士慎饮红茶、黑茶、重发酵青茶。

气郁体质

- **玫瑰花茶**：玫瑰花3~5克，以约200毫升开水加盖焗泡5分钟。可酌情添加少量冰糖调味。

- **茉莉花茶**：茉莉花3~5克，以约200毫升开水加盖焗泡5分钟。可酌情添加少量绿茶。

如果不确定自己的体质，宜先根据本书前面测试表进行自测或咨询中医师意见。

四、喝杯咖啡提提神

不少人喜欢以一杯香浓的咖啡作为一天饮食的开始。现代医学研究指出，喝适量的咖啡能减轻心血管负担，有助于提神醒脑。在早上品尝一杯香醇咖啡，除了能使心情变好之外，还可以帮助延长好精神直到下午。

中医看饮咖啡

从中医学角度看，咖啡豆取自咖啡树的果实，咖啡味微苦涩，性平，有提神、利尿、健胃的功效。咖啡是烘焙制品，根据中药学的观点，烘焙后性质会稍偏温，部分人士不宜过量饮用。例如阴虚体质人士过量饮用容易产生腹部不适、胃胀痛的症状；湿热体质人士过量饮用则会加重其化热伤阴、助火上逆之表现，令湿热情况加剧。

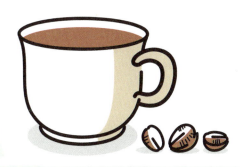

喝咖啡时亦应注意与其他食物的配合。从营养学角度看，咖啡含有单宁酸，会阻碍身体吸收钙质和铁质。所以在喝咖啡时，应尽量避免同时食用含大量钙质及铁质的食物，或是浓茶等含单宁酸的饮料。在日常膳食中，嗜咖啡者需多补充钙质和铁质，例如可以吃杜仲、南枣、红枣、花生衣等，以免影响骨骼健康和造成经络不通、气血瘀滞等问题。

喝咖啡要找对时间

如不想被咖啡因影响睡眠，便要找对时间喝咖啡。咖啡因在人体内的半衰期为5~7小时。假设你在晚餐后喝咖啡，晚餐后时间大约是晚上8时，那么到凌晨1时，仍有50%的咖啡因在你的脑部组织中起作用。如果不想被咖啡因干扰睡眠，可以把喝咖啡的时间提前，例如习惯晚上11时就寝，就要在睡前7小时（或以上）不再喝咖啡。

同时还要注意，年纪愈大清除咖啡因所需的时间就愈长。所以随着年纪增加，咖啡因对睡眠的干扰也会变得愈明显，就要考虑把喝咖啡的时间再提前。

除了考虑咖啡因，还应考虑不同类型的咖啡会产生不同的热量。在选择咖啡的时候，可以优先考虑黑咖啡或者用植物奶调配的咖啡，最好少加糖或不加糖。

五、周身骨痛自疗

久坐不动，除了容易积存脂肪外，亦容易积存慢性痛症。

长期久坐或姿势不正确、从事重体力劳动、肥胖等均会使得不同的关节和肌肉长期反复劳损，日积月累的磨损会引起持续或者间断性的隐痛、刺痛或酸痛，亦会因为体位不当、劳累及天气变化等诱因而使痛症加重，严重时可能一个小动作都会令人痛不堪言。长期的疼痛更会影响我们的日常生活，包括情绪、睡眠质量及生活质量等。

我们可能会为了避免"痛"而减少活动，却因此导致肌肉无力，影响日常生活，造成压力及焦虑。压力及焦虑会使睡眠质量下降，令精神疲惫，情绪易波动，甚至抑郁。由于情绪低落和缺乏睡眠，降低了活动的意愿，使肌肉功能进一步下降，最后因为身体机能和肌肉功能低下而使身体更容易受伤。

所以，初起痛症时应尽快处理，以避免堕入因怕"痛"而减少活动的恶性循环中。

常见的痛症

肩关节周围炎（简称肩周炎）是因肩关节周围肌腱、腱鞘、滑囊和关节囊等软组织慢性炎症粘连，限制肩关节活动，引起肩部疼痛和活动障碍，疼痛在晚上会加剧，当睡眠时以患侧侧睡时疼痛尤增。此症可因长期劳损日积月累发展而成，痛楚也因此日渐加剧，肩关节也渐渐难以活动。因肩周炎多发生在50岁左右，故又称"五十肩"。

手肘痛（又称网球肘）一般会出现于过分操劳人士，特别是需做不断重复动作或长期要握稳器具之人士。患处因长期过分劳损或缺乏充足的休息，令肌腱发炎而产生疼痛。手肘痛一般可分为外手肘痛（网球肘）及内手肘痛（高尔夫球肘）。患者手肘位置疼痛，严重者会扩展到前臂，手肘或手腕会难于发力，提取重物时疼痛会加剧，影响日常生活，如扭毛巾、开门锁及切菜等。

拇指腱鞘炎（俗称妈妈手或鼠标手）是因拇指肌腱及其腱鞘长期过度摩擦，令腱鞘发炎肿胀阻碍滑动，产生疼痛及影响拇指功能。成因包括长期重复劳损，特别是长期使用智能手机或手抱婴孩、经常以不正确的手部姿势提举重物、拇指力量不足、肌肉柔韧度不足、手指过度用力、意外扭伤等。患者手腕桡侧绷紧、疼痛、发红、肿胀或发热，严重者可蔓延至前臂。由于拇指或手腕难以发力，提取重物时疼痛会加剧，更会影响日常生活，如拧毛巾、开门锁、开水瓶及照顾婴孩等。

腰椎间盘突出症是因髓核组织从腰椎间盘纤维环的破裂处突出，导致相邻的神经根甚至脊髓受到刺激或压迫，进而出现腰部及下肢疼痛麻木为主要特征的一系列表现。多与单一姿势长时间工作（如久坐久站）、重体力劳作、肥胖、缺乏运动等有关。

中医的痛症康复治疗有疗效

从中医学角度看，以上症状皆属于中医的"痹证"范畴。多因外伤劳损、气血不足及风寒湿邪等侵袭不同部位，导致经络不通、经气不利、血脉不能濡养筋骨、筋脉拘急而痛。中医的痛症康复治疗着眼于疏通气血、舒筋活络，主要运用针灸和推拿疗法，并配合中药、传统体育运动等疗法帮助恢复和巩固康复治疗的效果，对关节和肌肉劳损很有疗效。

家居自疗痛症

 暖敷法

中医理论中有"通则不痛，痛则不通"的说法，是指如果气血畅通就不会疼痛，如有疼痛则说明气血不通。平日要缓解慢性痛症的不适，可以使用暖敷法舒缓，用温度为35~40℃的暖水袋或电热毯，敷在患处15分钟。

暖敷的作用为直接提升患处的温度，使皮下血管扩张，促进血液循环，加快新陈代谢，减轻肌肉痉挛，以达到"通则不痛"，缓解慢性痛症的不适。一般而言，因风邪、寒邪、气滞、血瘀、寒湿、气血虚等引起的痛、麻、酸软等不适症状的慢性炎症及痛症（没有发红或发热的症状）皆适用暖敷法。

适合暖敷的情况

症状或不适状况	暖敷的位置
慢性痛症、肌肉酸软疲劳、抽筋	相关痛处
头痛	颈枕、太阳穴和眼睛附近
四肢末端麻木冰冷	手掌脚掌，还可泡脚
胃痛	上腹部（肚脐以上范围）
痛经	下腹部（肚脐以下范围）
眼睛疲劳	眼眶周围
睡眠不佳	背部，还可泡脚
吹风受寒感冒	大椎穴

注意事项：

· 暖敷温度要适中，避免烫伤。尤其是老人皮肤对温度反应迟钝，应经常留意暖敷的温度。

· 暖敷后避免吹风受寒。

· 有急性炎症（有热的症状）及皮肤有开放性伤口不宜使用暖敷法。

❀ 穴位按摩

若平日遇到轻微痛症，亦可以自行按摩穴位舒缓痛症带来的不适，方法简单易操作。

巨骨穴：位于人体的肩上部，锁骨肩峰端和肩胛冈之间的凹陷处。主要治疗肩臂疼痛，有通经活络、化痰散结、理气消痰、宁神的功效。

曲池穴：位于手肘外侧端，肘弯起后横纹结束的凹陷处。按摩曲池穴可以用来治疗网球肘，亦有解热（例如高烧、潮热、有灼热感的腹泻引起的发热）、清热凉血、缓解皮疹瘙痒的功效。

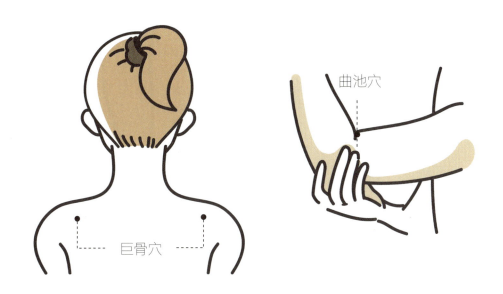

合谷穴：合谷穴是最好的止痛穴道之一，位于手部虎口，大拇指与食指掌骨间靠近食指处。合谷穴是止痛大穴，可以缓解任何类型的疼痛，主治头痛、眼睛酸痛、牙痛、喉咙痛等头面部的疼痛，也有助于缓解经痛、腹痛、肩臂疼痛等。常按合谷穴还可预防感冒、鼻塞、过敏、耳鸣、眩晕等。

按压合谷穴时应该朝着食指方向按压而不是朝掌心按，按压时会有酸胀的感觉。每次揉按3~5秒，按压10~15下，然后交替按压另一只手。注意：按摩合谷穴会促进子宫收缩，怀孕期间禁用此穴。

委中穴：委中穴位于膝盖正后方，膝窝内两条肌肉的正中央位置。主要功效是治疗急性腰扭伤、坐骨神经痛、膝关节疼痛等。此穴位也有通经络、散瘀血的作用，可治疗中暑、痔疮、高血压等疾病。如睡眠中突然小腿抽筋，也可通过按摩委中穴缓解症状，再伸展小腿即可松筋。

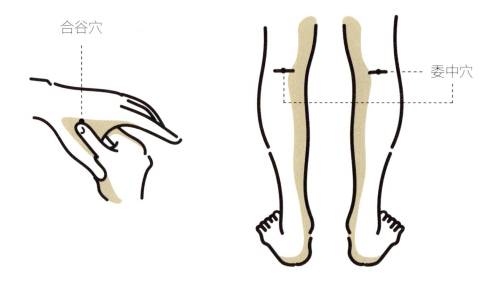

合谷穴

委中穴

六、动起来

"多做运动有助健康"这句说话听得多，但是在忙碌的生活中想停下来都难，又怎么有时间规律地做运动呢？

"规律运动"是医学上的一个关键概念，它强调通过持续的身体活动和运动，可以改善身体的心血管健康，降低慢性疾病的风险，还有助于维持正常体重，增强肌肉和骨骼的健康，改善睡眠质量，促进情绪和心理健康，提高整体的生活质量。

多做运动好处多，不过与其强挤时间不情愿地做运动，不如先从动起来入手，增加日常生活中的活动量，亦有助于身体健康。除了规律运动，"最关键要动"对生活忙碌的人士来说更重要。

最关键要动

 怎样动

运动的种类繁多，能让你暂时离开久坐的椅子便是动起来的第一步。

- 有氧运动（如慢跑、游泳、骑自行车）有助于维持或改善心肺健康。
- 肌肉强化运动（如举重、弹力带运动）可以维持或增加肌肉力量、耐力和爆发力。
- 伸展运动（如做瑜伽、打太极拳）可以增加肌肉和关节的灵活性。
- 平衡训练（如单脚站立、脚跟到脚尖沿着一条直线行走、站在平衡板上）可改善身体控制和稳定性，有助于预防摔倒和其他伤害。

运动不仅是在健身房或运动场上进行的活动。在日常生活中，减少久坐的时间，寻找机会增加活动量，例如走路、爬楼梯、做家务等都是增加身体活动的好方法。

有研究显示，快步走或者爬楼梯可能会延长寿命。这项进行了近7年的观察性研究，追踪了超过25 000名平均年龄为62岁中老年人，发现每天进行3次融入日常生活的短暂有氧体力活动（如快步走、爬楼梯）与不进行任何运动的人相比，癌症及心血管疾病死亡的风险率降低了38%~48%。当然，进行这些短暂有氧体力活动要根据自身情况量力而为，并要在安全环境下进行。

这些日常生活活动可以根据个人的能力和兴趣进行调整，目的是确保身体能够保持适度的活动水平。通过结合不同的活动，可以全面促进身体的健康。

🍀 动多久

根据世界卫生组织的建议,每周应至少进行150分钟的中等强度有氧运动,或75分钟的高强度有氧运动。此外,每周应进行至少两次的力量训练。这些时间和频率可以按个人目标和能力进行调整,即使未能达到世界卫生组织的建议也不必担心。

根据一项有关运动与抑郁风险的综合研究表明,对超过191 000名参与者的运动模式进行分析,发现较短、较慢的跑步对心理健康的支持程度与长跑相当。研究人员比较了每周完成150分钟中度强度有氧运动的跑步者和只完成一半时间的跑步者对比后发现,运动时间更长的人抑郁风险率降低了25%,即使是运动时间较短的人,其抑郁风险率也比完全不运动的人降低了18%。

可见"动起来"比运动时间的多寡更为重要。按自己的生活习惯制订个性化的"最关键要动"计划,利用日常生活中的不同活动让自己稍离开久坐的椅子,持之以恒地动起来。

从中医学角度看动起来

中医养生讲究"劳逸适度",是指要将脑力劳动、体力劳动,与睡眠、休闲配合起来。过度劳累或过度安逸,都会耗神伤身,不利于身体健康,做运动亦然。适度的体能运动,可以增强脏腑功能,促进血液循环和气血运行,提升人体的各项机能,使人精力旺盛;而在运动后适当休息,可缓解疲劳,并能补充生理活动所需的能量,还能提高免疫力。倘若不适当做运动,反而会加重身体负担。

🍀 运动量愈大便愈健康吗

中医古籍《黄帝内经》有言："上古之人，其知道者……食饮有节，起居有常，不妄作劳。"此句中的"道"是指"养生之道"，意指古人了解养生之道，首先饮食要节制，起居生活要跟随自然的规律，不会肆意令自己劳累。"不妄作劳"是养生中一个很重要的原则，所谓"劳则气耗"，过劳会使我们的气减少，因此运动时无须令自己筋疲力尽。"气为血之帅"，气弱则血弱。过度运动会使我们的气血减少，影响我们的精神及力量。

同时也要注意不要带病运动，要在经过治疗或在医生的指导下按病情、活动能力和身体耐受性等因素进行适当的运动，避免过度劳累，以帮助身体尽早恢复健康。

🍀 做运动多出汗就好吗

做运动需要量力而为。运动时间不要过长，运动量也不要太大。在正常情况下，运动后会适量出汗，脉搏和呼吸会加快，但不应过于剧烈。运动后亦应以无过度疲劳为度，即次日可恢复精神体力。如果在运动过程中出现大汗淋漓、过度疲劳、呼吸急促或脉搏过快等症状，可能意味着运动强度过大。

出汗是人体的体温调节方式，天气炎热或运动的时候，人体通过汗液的蒸发把体温降低到正常水平。但是，出汗太多也不是件好事。中医理论中有"阳加于阴谓之汗"的说法，意指汗液由津液（身体中的各种生理水液，包括各脏腑组织内的体液及其他分泌液）组成，在体内阳气的推动下，津液从汗孔排出体外，从而达到调节体温、排邪及润肤等功效。所以适当排汗对身体是有益的，但并不代表出汗越多越好。

中医理论亦有"汗为心之液"，汗出过多易耗损心的阴阳气血，可能会出现心悸、心慌、心烦、失眠等。而且，汗血同源，血又载气，出汗过多会耗损津液，津液耗损就不能将气运走全身。若是在短时间内出汗太多，会很容易耗气及感到疲倦。

所以做运动、长期在户外工作、体力劳动者要适时补充水分，避免过度排汗，慎防因出汗过多而出现虚脱眩晕。

🍀 什么时间做运动好

不少人因为生活忙碌，只能晚上才能做运动，根据传统中医理论，运动还是在日间做较好。

"日出而作，日落而息"是数千年来人类生活的模式。一日之中，太阳刚出来的时候，人体的阳气也开始上升，日中阳气最旺。到太阳下山后，人的阳气便开始潜藏起来。至晚上阴气会愈为隆盛，所以在晚上应该多休息或做一些较轻松的事。如果在晚上做剧烈运动的话，就如同把本应潜藏的阳气引动，导致我们睡眠不安稳。入夜后亦应"无扰筋骨，无见雾露"，是指不要再进行过度的体力活动扰动筋骨，而且在晚上做运动出汗，过分舒张汗孔的话，容易受到外来的寒湿邪气侵犯。

理想的养生习惯是要顺着时辰去作息。因此在白天阳气旺盛之时做运动可以振奋阳气，提升一整天的精神及体力。

🍀 怎样选择适合的运动

运动种类繁多，除了按个人能力和兴趣外，亦可以根据不同的体质选择相应的运动类型和强度。例如,对于体质偏虚弱、气血不足的人,可以选择低强度运动,如散步、打太极拳等,并逐渐增加运动时间。体质偏阳盛、气血旺盛的人,可以选择适度的有氧运动,如慢跑、游泳等,亦要控制运动时间,避免过度运动。

- 平和质:宜适量运动。年轻人可选择跑步、球类运动等,中老年人可选择太极拳、散步等。
- 气虚质:宜选择比较柔缓的运动,推荐太极拳、八段锦、慢跑、健步走等。
- 阳虚质:推荐五禽戏、八段锦、卧功、跳绳、跑步等。
- 阴虚质:宜进行中小强度间断性运动,推荐太极拳、太极剑、八段锦、游泳等。
- 痰湿质:宜长期坚持运动,推荐散步、慢跑、乒乓球、羽毛球等。
- 湿热质:宜选择较大强度和活动量的运动,推荐中长跑、爬山、各种球类运动等。
- 血瘀质:宜坚持运动,推荐易筋经、太极拳、五禽戏、健身操、舞蹈等。
- 气郁质:宜坚持较大量的运动,推荐跑步、五禽戏、瑜伽等。
- 特禀质:推荐六字诀。

当然,最直接的活动方法就是先增加日常生活中的活动量,谨记——最关键要动!

七、提升脑动力

"老啦，记性差啦……"

记忆力衰退并非不能预防，至少可以推迟发生。虽然年龄是脑退化的最重要已知风险因素，但是脑退化并不是老龄化不可避免的后果。脑退化亦不是单纯影响老年人，因为有多达9％的病例是在年轻时患上脑退化（即在65岁之前出现症状）。有研究表明，通过身体活动、不吸烟、有节制饮酒、控制体重、健康饮食，以及保持健康的血压、胆固醇和血糖水平，可以降低认知能力下降和脑退化的风险。美国生活方式医学会建议5种能保持大脑健康的方法"NEURO"。

NEURO

🍀 Nutrition 营养

近年来已有众多的研究指出，摄取过量糖分和盐分、不健康脂肪，以及摄取低膳食纤维含量的不健康饮食习惯，对脑部健康和认知力产生负面影响。建议遵循均衡饮食，包括食用多样化富含营养的食物，例如水果、深绿色蔬菜、全谷物、坚果、瘦肉和健康脂肪，有助于保护大脑免受氧化压力的损害。

🍀 Exercise 运动

定期的运动对身体、社交和情绪健康有许多益处。同时，在运动过程中会刺激大脑释放化学物质，促进神经元的连接。这将有助于保护大脑，并减缓随着年龄增长而发生的自然衰退。定期的运动有助于维持和发展健康的大脑，推迟衰老过程。

🍀 Unwind放松

慢性压力会损害大脑功能，并对整体健康产生负面影响。建议寻找健康的方式来管理压力，例如通过正念练习、深呼吸练习、瑜伽等都能帮助放松和减压。

🍀 Restore 恢复

要提升脑动力，就不得不提睡眠的重要性。睡眠除了对于存储记忆非常重要外，近年来有研究指出，睡眠还会改变大脑的细胞结构，更是大脑清除毒素的好时机。在睡眠时，大脑细胞之间的空间会增加，从而使大脑能够清除在清醒时积累的毒素。所以一个晚上良好的休息可以让脑部重启，令思维更加清晰，更有助于提升认知功能和大脑健康。

建议尝试连续7天晚上都在同一时间上床睡觉，并在7~8小时后起床。让你的大脑借着睡眠重新组织，以应对第二天的挑战。

✿ Optimize 优化

除了身体要有适量运动外，脑部也要定时"动起来"。在每日的例行生活中，添加不同的脑部活动和刺激，例如阅读、解谜题、学习新技能，甚至社交互动，都可以保持大脑的活跃，有助于维持认知功能。

除了NEURO以外，还要保持脑动力，亦要避免有害物质的影响。不但要尽早戒烟，还要限制或避免饮酒。有研究指出，就算不过量饮酒（指女性每天不超过1杯，男性每天不超过2杯），长期饮酒也会令脑部受损，增加认知衰退的风险。

中医角度看健忘

早期记忆减退属中医"健忘""善忘"范畴，多见于中老年人。五脏的功能和记忆力有密切关系。"心者，君主之官也，神明出焉。"是指心在五脏六腑当中负责统摄各脏腑，相当于一个君主，亦主宰人的精神活动。肾主脑，记忆减退或脑退化多与肾精亏虚有关。记忆减退也可因为身体虚弱令脾肾不足；或因劳思过度而损伤心脾；或因气血津液运行失常，使痰瘀痹阻脑窍等。由于健忘的病因和病机较为复杂，需要经中医师辨证论治，根据不同的情况制订不同治疗方案。

如果平日想健脾安神，茯苓、党参、黄芪具有补气之效，可强化脾胃系统，改善健忘。若属肾虚证型者，可用益智仁、桑葚、菟丝子、制何首乌、肉苁蓉等来补肾。食材上如枸杞子、松子、核桃、百合、桂圆、大枣、莲子等亦有助于提高记忆力。

八、寻找专属于你的平衡点

世界卫生组织将健康定义为："健康乃是一种在身体上、精神上的完美状态，以及良好的适应力，而不仅仅是没有疾病和衰弱的状态。"

那么，你健康吗？

人体完整的生命活动是由心理功能和生理功能相互影响所构成。心理状况会通过情绪活动影响身体内脏器官功能，不同的情绪会对人体产生不同的反应。

肯定和积极的情绪可以提高体力和脑力劳动的效率，使人保持健康。如果总是处在强烈或持续的消极情绪下，那么首先影响的是神经系统的功能，继而导致各种心身疾病。

什么是心身疾病

心身疾病是指以躯体症状为主，通常发生在自主神经支配的系统或器官，有明确的病理生理过程的疾病。疾病的发生和发展与心理社会刺激和情绪反应有关，某种个性特征亦可能较易患上心身疾病。

例如持续的愤怒、焦虑和惊恐等消极情绪可能会造成心血管功能紊乱，出现心律不稳、高血压、冠心病等。又如长期处于严重的忧愁、悲伤和痛苦等情绪下，肠胃功能亦会受到严重影响，可能会患有胃溃疡、肠易激综合征等。长期处于压力大的环境中，则会令免疫功能受损，导致湿疹、银屑病、慢性荨麻疹等皮肤问题。

所以单单着眼于追求生理健康并不足够。

中医学看情绪管理

五行学说是中医学的理论基础，以木、火、土、金、水五种自然界属性，推演至气候、五脏六腑的生理和病理关系，甚至七情变化。五行的相生相克其实就是一种平衡机制，所以对于能否轻松养生在于能否拿捏五行的平衡点。

"情志养生"中的"情"包括"喜、怒、忧、思、悲、恐、惊"，是人体对外界刺激所表现出来的精神情绪反映。情志活动属于人类正常生理现象，七情也和五脏密切相关。心主喜，肝主怒，脾主思，肺主悲忧，肾主惊恐。通过正常情感变化，例如应笑就笑、应哭就哭、应怒就怒，可以纾解精神压力，调节脏腑功能。但七情过激或太偏，或过于压抑情绪，都可能引起脏腑功能失调。如果心理状态不好，即使有规律运动，注重饮食营养，都发挥不了很好的作用。

五脏和情绪的关系

《黄帝内经》把喜、怒、思、悲忧、恐惊分属于五脏，七情调和才可以平衡五脏。过喜过悲都会影响五脏健康。如果想调节好情绪，可以找对应的相生相克五行调节。

🍀 怒伤肝

肝属木，主愤怒。"怒伤肝"是指过度愤怒会引起肝气上逆或肝阳上亢，耗伤肝的阴血，影响消化系统运作，出现头痛头胀等情况。

金可以克木，肺属金，负责悲伤的情绪。生气的时候，可以大哭一场用悲伤宣泄怒气。

气上心头"顶住道气"时，可以吃碗陈皮粥帮助理气健脾。陈皮亦有助于舒缓脾胃气滞、脘腹胀痛、恶心呕吐、泄泻等情况。

材料　陈皮10克，山楂10克，山药20克，粳米15克。

方法　先将陈皮去瓤，再将山楂清洗干净，与粳米及山药同煮成粥食用。

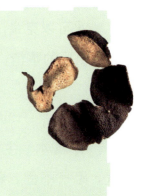

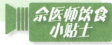
佘医师饮食小贴士

🍀 喜伤心

心属火，主喜乐。"喜伤心"并不是指喜欢伤心，而是指过喜会令心气涣散，神不守舍，可能出现精神不集中，甚至出现"失心疯"的症状。

水可以克火，肾主水，负责恐惧的情绪。当一个人过于开心时，容易精神恍惚。此时可以适当引导一些恐惧或惊吓的感受，帮助重拾冷静和专注。

🍀 思伤脾

脾属土，主思虑。"思伤脾"是指思虑过多会令脾失运健，气机郁结，可能出现腹满便溏等症状。

木可以克土，肝属木，主怒。当一个人思虑过多烦恼不断时，适当疏泄情绪，可以有助于摆脱胡思乱想。

🍀 悲伤肺

肺属金，主悲伤。"悲伤肺"是指过度的忧伤悲哀会耗伤肺气，易见气短乏力、精神萎靡等状况。

火可以克金，心属火，主喜乐。当人过度悲伤的时候，可以做些让自己快乐的事情，转移注意力。

🍀 恐伤肾

肾属水，主惊恐。"恐伤肾"是指恐惧过度会耗伤肾的精气，肾气不固，导致大小便失禁，甚至昏厥，所以"惊到失禁"并非无因。

恐则肾气散。土可以克水，脾属土，主思虑。当一个人陷入极度恐惧时，适当进行一些思维活动，有助于转移注意力。

人非草木，总会有不同的情绪，不妨找机会宣泄，把情绪调整过来。

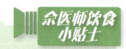

余医师饮食小贴士

当身体出现困重、食欲不振、神疲乏力、面色萎黄或白等脾虚湿阻症状，可以吃碗山药薏米粥帮助脾胃运健。

材料　山药30克，薏苡仁30克，莲子（去心）15克，小米50~100克。

方法　将以上各材料洗净、浸泡后，与小米共煮成粥。

一、趁未病治未病

你是否持续或反复出现3个月以上的疲劳感，例如自感疲乏、倦怠、精力不佳等，仍能维持正常工作生活，但不能明确诊断为某种疾病的情况？

可能你正处于亚健康状态。

亚健康疲劳状态常因过度用脑、过度思虑、作息不规律、饮食不节、情志受到刺激等因素所致。亚健康疲劳状态多与中医的劳倦、倦怠等相关。中医治未病理念能应用于亚健康人群，可以针对其"未病状态"给予及时和有效的干预，缓解不适，预防和控制潜在疾病的发生和发展。

中医药干预亚健康疲劳状态的方法多种多样，例如主动调节生活方式、艾灸、足反射按摩、针刺、拔罐、刮痧等方法，可以调理脏腑功能、平衡阴阳、调和气血，达到治疗的目的。

亚健康状态的饮食调理

亚健康疲劳状态者多见湿阻或气虚倾向，可以从日常饮食等方面进行调理：

湿阻倾向多见神疲乏力，四肢困重，时有困倦喜睡，或食欲不佳，偶有腹胀不适或大便不成形，舌淡苔白腻，脉沉细或缓。调理要以 健脾化湿 为重。平日饮食宜清热健脾利湿，例如茯苓、白术、薏苡仁、山药、莲子、桔梗、白扁豆、赤小豆、绿豆、鲫鱼、海带、紫菜、冬瓜、丝瓜、绿茶等。同时亦要避免肥腻、甜腻、燥热、辛辣食物。

健脾祛湿汤 （2~4人分量）

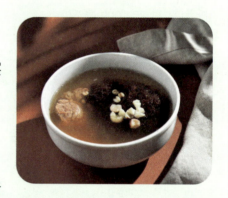

材料

薏苡仁30克，玉米须20克，芡实20克，瘦肉适量。

做法

1. 瘦肉先汆水，备用。
2. 将所有材料冲洗干净，并用清水浸泡15分钟。
3. 将所有已浸泡的药材置锅内，加15碗水，大火煮开后，转小火煲1.5小时。

气虚倾向 多见疲乏无力，时有胸闷不舒，偶有食欲不佳，或偶伴腹胀不适，舌淡苔白，脉细或弱。调理时要注意补肺益气，例如党参、黄芪、白术、防风、小米、红薯、胡萝卜、薯仔、莲藕、白果、扁豆、鸡蛋、苹果等都很适合。同时要忌食苦寒食物。

黄芪党参粥

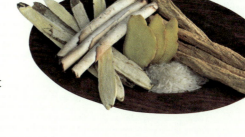

材料

黄芪20g，党参20g，茯苓20g，生姜3片，大米50g。

做法

先将党参、黄芪与茯苓共浸泡30分钟，再与生姜片共煎煮30分钟后取药汁。大米淘洗干净，与药汁同煮成粥。

二、七招调理易感冒人群体质

春夏转季交界或时常进出冷气房，忽冷忽热很容易令人受寒患感冒。

感冒是最常见的病种，一年四季均可发生。如果本身身体抵抗力较差，或患有慢性呼吸系统疾病，或生活压力大而时常出现情绪紧张、过度劳累、熬夜、受寒、失眠等状况，而且每年患普通感冒次数达4次及以上者，可能你属于"易感冒人群"。

经络按摩防感冒

针对容易感冒但目前尚未感冒的人士，可以试用以下七招经络按摩去调理身体以预防感冒。

1. 点压迎香穴

迎香穴位于鼻翼外缘法令纹处。先用两手中指擦鼻的两侧数十次，然后用中指尖点迎香穴，使之有酸胀感，再慢慢揉动该穴数十次。点压迎香穴后鼻子会有通气畅快的感觉。

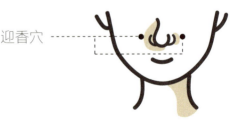

迎香穴

2. 按揉大椎穴

大椎穴位于颈后正中，低头摸到颈椎最高突起处下方的凹陷位就是大椎穴。用一只手的食、中两指，按住大椎穴，用力按住后揉动100~200次。

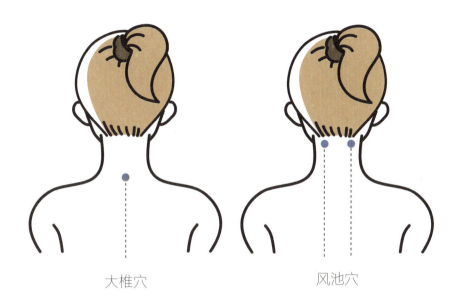

大椎穴　　　　　　　　　　风池穴

3. 点揉风池穴

风池穴位于后脑部，微低头后在枕骨下方，两条大筋之间明显凹陷处，有强卫固表，预防风邪侵袭功效。用两手十指交叉置于脑后，左右拇指点揉风池穴或用两手中指点住风池穴，使之有较重的酸胀感，然后用指头揉动数十次，以感酸胀、皮肤微热为度。

4. 手掌擦颈

颈部有风池穴、风府穴、大椎穴等防御外邪侵袭的重要穴位，经常擦颈有利于振奋阳气，提高抵抗外邪的能力，预防感冒发生。方法是用两手掌擦颈部两侧，主要以手指的掌面着力，向后擦动要快，向前擦动较慢但要用力，来回擦动数十次，使皮肤发热为止。

5. 干手擦脸

用搓热的两手掌擦两侧面部，先上下擦，再旋转擦，各数十次，使脸部发热为止。经常按摩面部，可扶助后天之本的正气，能预防感冒发生。

6. 拍打胸背

用两手一前一后交替轻拍胸背部数十次，起开胸顺气、宣肃肺气的作用，提高肺气功能。

7. 按足三里穴

小腿外侧上端有一个突起的骨头名叫腓骨小头，足三里穴位于这个骨头突起的前下方约三个手指宽处。

用一只手的食、中两指，用力点住同侧足三里穴。先用力点住该穴，使之有较重的酸胀反应，然后用指慢慢揉动数十次，再用另一只手点揉另一侧的足三里穴。按摩足三里穴能起到扶助脾胃之气，以固后天之本，扶正祛邪、预防外感的作用。

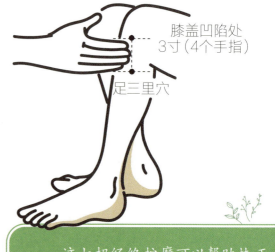

膝盖凹陷处
3寸（4个手指）

足三里穴

这七招经络按摩可以帮助扶正气，祛散邪气，预防感冒。顺序依次进行，每日2次，建议持续3个月以上。

三、解救鼻敏感

"鼻敏感又称"过敏性鼻炎"，是现代人的常见病。

过敏性鼻炎属中医学"鼻鼽"的范畴，鼻鼽以阵发性鼻痒、连续打喷嚏、鼻塞、鼻涕清稀量多为主要症状：

1. 鼻痒是鼻敏感的首发症状，鼻内有蚁爬行感，或有酸胀发痒感。

2. 打喷嚏为鼻敏感的次发症状，伴随鼻痒而喷嚏频作，连续不止。

3. 流鼻涕多为伴随打喷嚏而出现的症状，鼻涕清稀量多，一般喷嚏愈多鼻涕亦愈多。

4. 当打喷嚏流鼻涕发生时，鼻腔内感觉发胀，严重时会有短暂鼻塞。若鼻敏感反复发作，鼻腔黏膜肿胀情况亦会越来越严重，甚至经常鼻塞不通。

此外，过敏性鼻炎亦伴有失嗅、眼痒、咽喉痒等症状。中医认为鼻敏感发病主要与肺、脾、肾虚损有关，再加上风、寒、湿等外邪侵袭而发病。

肺主气，主鼻，并开窍于鼻。如果肺气虚弱，卫表不固，鼻失温煦，就好像失去了防御罩，风寒就易侵袭人体。

脾胃为后天之本，气血生化之源。脾气升发，可以使人体（鼻窍）阳气充盛，就像有一队由自己训练的精兵长驻体内抵御外邪侵袭。反之，若脾虚气血差，则只能组成一队残兵，就难以抵御外敌。

肾藏精，主先天之气，肾精充足可以化生肾气，充养鼻窍，令鼻窍得肾精肾气温养而不病。

所以要防治鼻敏感，就要根据辨证论治的原则，辨清肺、脾、肾虚损所在，以及受哪类外邪所伤，以此来决定是补肺、健脾还是温肾。

肺气差，应怎样调护

因肺卫不固而致的鼻敏感，就要温补肺气，实卫固表，以恢复和强化肺气卫阳的功能，达到缓解鼻敏感的效果。中医药方剂中的"玉屏风散"就可以帮上忙。

玉屏风散由黄芪、白术与防风3味药组成，有益气固表止汗、扶正祛邪之功效。黄芪作为补气诸药之最，内可培补肺脾之气，外可固表止汗，标本兼顾；白术能健脾益气，助黄芪加强益气固表之力；防风则走表，驱散风邪。方名玉屏风，言其功用犹如矜贵坚固的御风屏，好像为人体筑起一道保护罩，提高卫气防御能力，使邪气无缝可入。现代亦有研究指出，玉屏风散有调节免疫和抗应激功效，能够降低IgE水平，改善过敏反应及缓解症

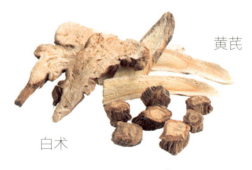

黄芪

白术

防风

状。中医认为"正气存内，邪不可干"，只要正气充足，就可以提升抗病能力。

这一味玉屏风除了可以入药之外，也可以作为预防感冒和鼻敏感的日常汤水。将黄芪、白朮和防风加瘦肉和蜜枣同煲就可以，简单又方便。

玉屏风汤 （2~4人分量）

材料

黄芪30克，白朮30克，防风15克，生姜2片，陈皮1角，蜜枣2粒，瘦肉适量。

做法

1. 瘦肉先汆水，备用。

2. 其他材料先用清水洗净，浸泡约15分钟。

3. 煲内加适量清水，放入所有材料，先用大火煮沸后，转小火煲1.5小时。

四、鼻敏感怎样调理好

　　当鼻敏感反复发作,打喷嚏流鼻涕不断时,鼻腔黏膜肿胀情况会越来越严重,令鼻腔鼻塞不通。尤其是在晚上鼻塞情况更会加剧,鼻塞使人夜不得眠,令人懊恼不已,睡得不好又会恶性循环加剧鼻敏感。

　　想要舒缓鼻塞,可以按摩鼻通穴和迎香穴。鼻通穴位于鼻孔两侧,鼻唇沟上,以治疗鼻塞效果显著而得名,对部分呼吸道症状有一定的预防作用,可以增强抵抗力,降低鼻炎发作概率。迎香穴位于鼻翼外缘法令纹处,可通利鼻窍,治疗鼻窦炎、鼻塞、流鼻水、鼻子过敏等。

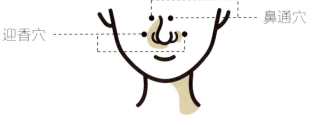

迎香穴　　　　　　　　　　　　鼻通穴

　　此外,多喝水亦有助于舒缓鼻塞。鼻涕黏稠致鼻塞常见的原因是水分摄取不足,而且鼻塞时,容易用嘴巴呼吸,造成口腔黏膜干燥,补充水分亦能帮助口腔保湿。如果鼻涕过于黏稠导致鼻塞,可使用温热毛巾热敷鼻子,以促进血液循环。

　　用温盐水洗鼻亦是鼻敏感患者常用的舒缓鼻塞方法,原理是利用微温的生理盐水,缓慢地从鼻黏膜流过,以稀释鼻腔内浓稠的分泌物，甚至带走致敏原及刺激物，令鼻腔保持干净且湿润。注意最好用不含药性的洗鼻剂。喷鼻剂内的成分并非人人适合，有的喷鼻剂会使患者愈喷愈鼻塞，影响患者服用其他药物的效果，甚至对儿童发育，以及患高血压、心脏病、糖尿病人士和长者健康带来严重副作用。

饮用合适的汤水亦有助于舒缓鼻塞。辛夷花是木兰科植物的花蕾，性温味辛，有发散风寒、宣通鼻窍的功效，是治疗鼻敏感的常用药材，连同宁心安神的茯神同煲，可以助你通鼻安眠。

辛夷花通鼻汤 （2~4人分量）

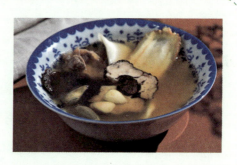

材料

辛夷花12克，白芷12克，南杏15克，茯神30克，山药30克，南枣5粒，陈皮1角，瘦肉适量。

做法

1. 瘦肉先氽水，备用。

2. 其他材料先冲洗干净，用清水浸泡15分钟。

3. 将所有已浸泡的药材置锅内，加15碗水，大火煮开后，转小火煲1.5小时。

4. 素食者，可以腰果代替瘦肉。

五、"长新冠"防治久咳

"咳到胸痛""咳到肺都跌出来了""咳到漏尿"。

相信大家及身边有不少朋友都有过这样的经历，久咳不愈确实令人苦不堪言。

你是否为"阳康"（即感染过新冠，现已康复），但依然还有咳嗽、咳痰不爽、咽痒、气短、胸闷、无食欲、失眠等症状？根据世界卫生组织相关信息显示，有10%~20%的人可能在康复后仍会继续受到新型冠状病毒的影响，这些影响统称新冠病毒长期影响或"新冠病毒长期综合后遗症"（"长新冠"）。专家也强调阳康后感觉各种不舒服，就是长新冠，对付长新冠的方法就是中医加康复治疗。

从中医角度来看，长新冠引起的咳嗽可以从以下几个方面来解释：

1. 外感病邪

中医认为，咳嗽是由外感病邪侵入人体所致。新冠病毒是一种外感病邪，病毒在体内引起的感染属于热毒邪气的侵害，进入人体后可能引起肺部炎症反应，导致肺腑受损，引发咳嗽症状。

2. 肺热痰瘀

久咳可能与肺部的热邪和痰瘀有关。感染新冠病毒后，可能在肺部引起炎症反应，产生肺热，同时病毒也可能导致痰液的生成和滞留，形成痰瘀。肺热和痰瘀可以刺激咳嗽的产生。

3. 气机不畅

久咳亦可能与气机不畅有关。感染新冠病毒后可能导致肺部的气机不顺畅，使肺气运行不正常，肺气不宣则表现为咳嗽气喘、痰多胸闷。

在中医治疗中，会根据具体的辨证分型，选择相应的治疗方法，如清热化痰、祛痰化瘀、通利气机等，以恢复肺部的正常功能和平衡。

新冠后更应养肺

一些人在感染了新冠病毒后出现久咳的情况。从中医的角度来看，久咳人士多因肺气亏虚、湿邪困扰或痰湿阻肺等所致。新冠后要保养肺部，可以从以下几个方面进行调养：

1. **注重养肺**：痰湿阻滞是引起久咳的常见因素之一。因此，养肺是重要的防止久咳的措施。可以选择养肺的食物，如梨、百合、莲子、白木耳等，并适量饮用清热的茶水，如菊花茶、薄荷茶等。

2. **避免湿邪侵袭**：潮湿的气候容易滋生湿邪，尤其在潮湿的季节或环境中容易引起久咳。注意保持居住环境的通风干燥，避免长时间暴露在潮湿的地方。在潮湿季节可以使用抽湿器或冷气,来降低室内湿度。

3. 适度运动:适度的运动可以促进血液循环和气机畅达,有助于排除体内的痰湿。每天应保持适度的运动量,并选择适合自己的运动方式,如散步、打太极拳、做瑜伽等。

4. 注意饮食调理:根据中医理论,饮食对于久咳的预防和治疗很重要。避免食用辛辣、油腻和具有湿热特性的食物,如辣椒、油炸食品、甜食等。增加食用一些清热润肺的食物,如芦荟、椰菜花、豆腐等。

5. 注意保暖:在春秋和冬季,特别是在早晨和晚间温度较低的时候,保持身体温暖有助于保护肺部,减少感冒和久咳的风险。

6. 清热润肺汤水:

- 百合梨汤:将新鲜梨去皮切块,加入百合、冰糖和适量水,煮成梨汤。此汤有清热化痰、润肺止咳的作用,适合久咳人士饮用。

- 桂圆红枣汤:将桂圆、红枣、莲子、百合、冰糖放入锅中,加水煮成汤。此汤有补气养血、养阴润肺的功效,对治疗久咳有一定的帮助。

- 水果蜜糖茶:将蜂蜜溶解于温水中,加入适量新鲜水果,如柑橘、苹果等,泡成茶饮,有清热润肺、滋阴止咳的效果,适合久咳者饮用。

这些汤水都是中医传统疗法中常用的饮食疗法，可以根据个人的体质和实际情况来选择适合自己的饮食方案。当然，除了饮食调理以外，还要配合良好的生活习惯和适量运动，才能达到最佳的防治久咳效果。

7. 穴位按摩：

· 鱼际穴属手太阴肺经穴。此穴可清肺泻火，治疗风热犯肺或痰热壅肺，肺失肃降所致的咳嗽气喘、咽痛胸闷等。多按揉这个穴位有预防感冒，提升免疫力的功效。平日用右手大拇指按揉左手大鱼际部位（在大拇指下方，肌肉隆起之处），按揉至手掌发热，然后换用左手大拇指按揉右手大鱼际部位。

· 尺泽穴和太渊穴亦是肺经的穴道。尺泽穴能够清宣肺气、泻肺热、滋阴润肺，缓解感冒咳嗽、咽喉肿痛、咽喉炎、气喘等症状。而太渊穴能够补益肺气，增强免疫力，预防感冒。

· 日常按摩可以沿尺泽穴至太渊穴摩擦肺经。每日花1分钟，直线往返，用适中力度快速摩擦就可以。摩擦时亦要留意皮肤状况，有红肿痛就要停止。

如何找穴位?

鱼际穴

1. 摊开手掌, 靠近拇指处肌肤颜色泛白、肌肉隆起之处, 是大鱼际。

2. 拇指根部与手腕连线的中点, 就是鱼际穴。

尺泽穴

1. 将手掌向上稍微屈曲手臂。

2. 手肘内侧横纹中凹陷处就是尺泽穴。

太渊穴

1. 找到腕关节的第一条横纹。

2. 在第一条横纹的外侧会感觉到脉搏的跳动。

3. 找寻凹陷处, 按压有轻微的酸胀感就是太渊穴。

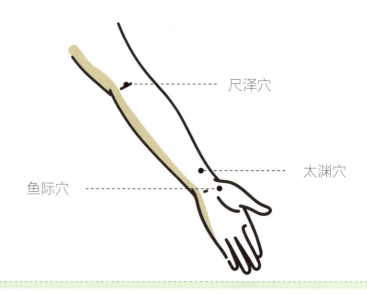

尺泽穴

太渊穴

鱼际穴

六、"长新冠"与女性病

月经问题有可能与长新冠后遗症有关。

席卷全球的新型冠状病毒除了带来与上呼吸道相关的长新冠外，对患者身体各部分都带来不同的伤害。有不少女性本身月经尚算正常，但是被新型冠状病毒感染后，开始出现月经不调、月经前后情绪波动、脑雾、反复感冒、入睡困难等症状。

长新冠是指新冠病毒感染者在康复后持续出现的各种症状，例如疲劳、呼吸困难、心悸、肌肉痛等。中医认为，新冠、流感或呼吸道感染等各种传染病导致的后遗症多是由于病毒入侵人体后，损伤了人体的气血阴阳平衡，导致身体各系统功能紊乱。对于女性而言，体内的气血失调、阴阳失衡会对月经周期、生育能力和情绪状态产生一定的影响，进而影响到健康。

长新冠对女性的影响

对于女性月经失调、月经过量、经期不准问题，中医认为是由于病毒损伤了子宫和肾气，导致气血不足、阴阳失调，干扰了女性生殖系统的正常状态。

失眠、脱发、头痛、记忆力变差、脑雾是较常见的长新冠问题。从中医理论上讲，由于病毒损伤了肾、肝、脾和心四大器官，导致气血不足，妨碍大脑和神经系统的正常运行，以致反应缓慢，思维混乱。

有些女性患者在新冠康复后可能出现免疫系统异常反应，或会诱发自身免疫性疾病，如自身免疫性甲状腺疾病、风湿性关节炎等。此外，部分女性可能在新冠康复后出现月经不调、激素水平异常等问题，进一步影响到生殖系统的健康。

缓解长新冠不适茶疗

若长新冠问题持续并渐趋严重，影响日常生活，应尽早就医寻求专业医生的帮助和建议。若长新冠症状轻微，可以选择适合的食疗并配合均衡饮食，有助于调理女性身体状态，缓解新冠后遗症带来的不适。

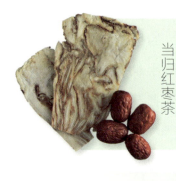

当归红枣茶

导致月经不调的常见原因是气血亏虚或气滞血瘀，建议可以饮用调理气血的当归红枣茶。当归具有补血调经的作用，红枣则有补血养血的功效，有助于调理月经不调。

脑雾和入睡困难，可能与肝气郁结有关。肝气郁结会导致情绪不稳、思维迟滞、入睡困难等问题。建议可以饮用疏肝解郁的枸杞菊花茶。枸杞子和菊花都具有疏肝解郁、明目养肝的功效，有助于缓解脑雾和睡眠问题。

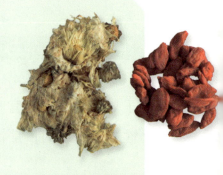

枸杞菊花茶

将桂圆、红枣、红糖同煲制成桂圆红枣茶,有补血养血、养胃安神的作用,对于疲劳、失眠等问题有舒缓效果。

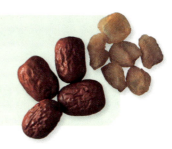

桂圆红枣茶

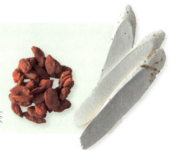

四物汤

情绪问题和反复感冒也可能是受到身体内部失衡的影响。建议多注意情绪管理,适时释放压力,保持充足的休息和适量的运动。同时,可以适量饮用一些补充体力、增强免疫力的汤水,如四物汤。四物汤由熟地黄、白芍、当归及川芎组成,具有益气补血、补虚强身的作用,有助于提高免疫力,减少反复感冒的机会。

亦可以将山药和枸杞子煮成山药枸杞茶,有益脾胃、补气养血的作用,对于消化不良、身体虚弱有一定帮助。

山药枸杞茶

　　总的来说,从中医的角度出发,通过饮食调理和情绪管理来恢复身体的平衡,有助于缓解女性在新冠康复后出现的各种不适症状。

七、如何与湿疹共存

每逢转季或遇到不可避免的致敏原，令湿疹反复发作，瘙痒难耐夜不得眠，会令不少湿疹患者叫苦连天。

湿疹又称作异位性皮肤炎，属于一种慢性皮肤病，是皮肤的表层炎症，给患者带来不适和困扰。除了先天遗传因素外，引发的原因还包括与致敏原接触、与衣物摩擦，对某些食物、药物，以及对真菌感染的反应，也可能受情绪和自身免疫情况所影响。

湿疹不一定每日发作，平日没有发作的时候称作休止期。如果急性发作则患处皮肤出现红色丘疹并极度瘙痒，甚至有水疱及渗液，堕入"愈抓愈痒，愈痒愈抓"的恶性循环状态，称作急性发作期。

国外有研究指出，湿疹患者的失眠、焦虑、抑郁的症状发病率高于同年龄非患病人群，生活质量亦大受影响。亦有研究证实，在欧美国家，中度或重度湿疹会对该患者的工作效率和工作能力产生负面影响。

湿疹防不胜防，除非能找出致敏原并完全断绝接触，再加以持续调理身体以待皮肤屏障修复，湿疹或许可以根治。但潜在的致敏原无处不在，加之工作压力大，令湿疹患者饱受"湿疹断不了根"之苦,唯有退而求其次与湿疹"共存",希望缩短每次湿疹发作的时间,尽量减轻对生活的困扰。

中医调理湿疹

　　湿疹属中医"湿疮"的范畴,根据临床表现及发病部位不同,又称湿癣、四弯风、奶癣等。目前,对于湿疹的病因尚无定论,多认为湿疹是由体内湿邪与外邪相互作用引起的,主要与体内湿热过重、脾胃功能失调、气血循环不顺、热毒积聚等因素有关。患有湿疹的人往往会出现皮肤红肿、渗液、结痂等症状,瘙痒剧烈且反复发作。中医可通过调理体内的湿热,强化脾胃功能,调理气血,从根本上改善皮肤状况。

　　中医强调调节身体的整体平衡。对于湿疹患者来说,脾胃功能的调理非常重要。脾胃是人体消化吸收的基础,如果脾胃功能失调,就容易导致湿邪在体内积聚,令湿疹发作。因此,要和湿疹共存,减轻每次发作的不适,饮食便是调理湿疹的关键。

　　中医认为,湿热体质的人应尽量避免食用油腻、生冷及辛辣刺激的食物,如辣椒、姜、蒜等,以免刺激湿热反应。建议饮食清淡食物,多食用易消化、益气的食物,如山药、莲子、百合、糙米、蔬菜、水果等,有助于健脾清热祛湿,帮助改善湿疹症状。在湿疹没有发作时,亦要避免过量进食辛辣浓味或生冷甜腻食物,如鹅肉、笋、菇类等发物。中医也推荐一些中药材来帮助调理湿疹,例如黄芪、白术、黄连、黄柏、茵陈等是具有清热祛湿功效的中药材,可以用来煮汤、泡水饮用,有助于改善体内的湿热情况。

中医强调气血循环的顺畅亦有助于减轻湿疹发作的不适感。在中医理论中，气血循环不顺也是湿疹发生的重要原因之一。因此，中医常常会运用针灸、推拿、中药煎剂等方法，以调节患者的气血运行状态，有助于疏通经络，改善皮肤血液循环，减少湿热在体内滞留。例如，通过针灸可以刺激特定的穴位，促进气血的流动和代谢，以改善湿疹症状。湿疹患者亦可以选择轻柔的运动，例如做瑜伽、打太极拳等，有助于放松身心，改善整体气血循环。

在调理湿疹体质的过程中，中医着重于病因的个体化分析。在中医诊断中，湿疹的发生与个体体质、病因有关。因此，中医师在治疗湿疹时，会根据患者的具体情况制订个性化的治疗方案。例如，若患者的湿疹与情绪压力有关，中医师可能会建议患者进行情绪调节，如通过运动、放松技巧等方式释放压力。另外，如果患者同时存在其他的体内疾病或不适，中医师会综合考虑，针对相应的病因进行治疗。

中医外治法亦有助于舒缓湿疹，如浸泡药液、外敷药膏等。中医师会根据患者的具体情况，选择适合的外治方法。例如，对于湿疹局部有发红、发肿、瘙痒的情况，中医师可能会建议患者使用具有清热燥湿作用的外用药膏，如黄柏膏、龙胆泻肝膏等。这些药膏可以有效减轻湿疹局部的炎症反应，帮助皮肤恢复正常。

舒缓湿疹发作的日常调理

湿疹人士在面对季节更替时，皮肤容易受到外界环境的刺激而使病情恶化。中医认为，保持体内的阴阳平衡对于维持皮肤健康至关重要。在面对季节转换时，湿疹人士可以通过以下措施来减轻湿疹发作带来的困扰。

1. **饮食调理**：避免食用辛辣刺激、油腻和过于甜腻的食物，因这些食物易引发湿热，加重湿疹症状。建议选择清淡易消化的食物，多食新鲜水果、蔬菜、全谷杂粮等有益于清热燥湿的食物。

2. **适度运动**：适当运动可以促进气血循环，帮助湿热排出体外，有助于缓解湿疹症状。可以选择适合自己的运动方式，如做瑜伽、散步、打太极等较柔和的运动。

3. **调整生活起居习惯**：作息应有规律并留意四时的转变。高温和高湿容易诱发湿疹，因此夏天应保持室内通风良好，并穿着棉质及宽松的衣物，可改善因出汗引起皮肤瘙痒而致的湿疹。平日亦要避免接触致敏原及刺激性的化学物质，以免皮肤受刺激令湿疹复发。

4. **保持皮肤清洁**：保持皮肤清洁，避免长时间接触过热的水和化学刺激物，选择性质温和的清洁产品和保湿霜，可以有助于保护皮肤的健康。

5. **分散注意力**：当皮肤瘙痒明显时，建议使用室温冷水冲洗，以分散注意力。注意冲洗力度勿过大，亦避免使用过冷的冰水，以免进一步损伤皮肤。

6. **穴位按压**：按压止痒穴位可以分散对痒处的注意力。按压曲池穴能清热凉血，有缓解皮疹瘙痒的功效；按压合谷穴能舒缓风热型皮肤瘙痒；按压血海穴能缓解血虚风燥的皮肤瘙痒；按压阴陵泉穴能化湿。以指腹按压穴位慢慢施力，每一个穴位按摩3~5秒，重复10次。

曲池穴

合谷穴

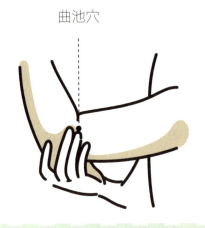

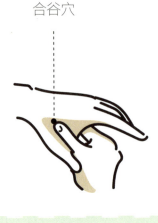

曲池穴：位于手肘外侧端，肘弯曲横纹结束的凹陷处。

合谷穴：位于手部虎口、大拇指与食指掌骨间靠近食指处。

血海穴

阴陵泉穴

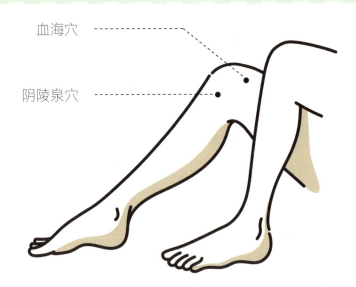

血海穴：位于大腿内侧，膝盖内侧向上2寸（原著为"吋"，一般是指"英寸"，旧时也作吋，本书校改为"寸"）（约三指宽）处。

阴陵泉穴：位于小腿内侧，胫骨内侧末端凸起的后下方凹陷处。

如湿疹症状严重，建议适时寻求专业中医师的帮助，运用针灸、中药等中医疗法，避免皮肤进一步受损。

对于患有湿疹的人来说，在季节更迭时需要特别注意保护皮肤，避免刺激皮肤诱发湿疹。通过调节饮食和调整生活习惯、适度运动、保持皮肤清洁、分散注意力、穴位按压，以及寻求中医治疗等方法，可以帮助患者顺利度过湿疹发作期，提高生活质量。

八、小朋友也要养生

一般认为，"养生"好像是中老年人的专利。

中医养生是根据生命发展规律，采取能够保养身体、减少疾病、增进健康、延年益寿的保健活动。所以在任何年龄段都需要养生，尤其是小孩子正处于不断生长发育的过程中，身体、智力以及脏腑功能均在不断完善并向成熟方面发展。年龄愈小，生长发育的速度就愈快，所以尽早注重小孩子的养生保健将有助于他们健康成长，减少疾病的困扰。

养子十法

传统中医学对儿童养护早有研究，对现代家长来说仍有可借鉴之处，可作为养育下一代的参考。南宋名医陈文中在《小儿病源方论》中提出"养子十法"，总结古人在育儿方面的经验，内容涉及小孩子的穿衣、起居、喂养、内外调养、安全用药、精神调护等。

养子十法

一要背暖，二要肚暖，三要足暖，四要头凉，五要心胸凉，六者小儿勿见非常之物，七者脾胃要温，八者儿啼未定勿使饮乳，九者勿服轻朱，十者宜少洗浴。

十法中提到背暖、肚暖、足暖、头凉和心胸凉，强调的是小孩子衣着不可过多或过少。背部、腹部、足部等部位要注重保暖易于理解。头凉是因为"头为诸阳之会"，相对于脚而言，小孩子头部的温度偏高，是出汗较多的地方，所以应适当保持头部凉爽，有利于为身体散热。若帽子过厚，出汗太多，毛孔张开，反而更加容易造成外邪侵袭，导致感冒。心胸凉是因为心属火，有温热、升腾的特质。如果穿衣过多，心胸部未能散热，会导致口干生疮、腮红面赤、大便干结。所以小孩子衣着不宜保暖过度，平日外出可备上薄外套或可替换的衣服。

勿见非常之物中的"非常之物"是指一些小孩子平日不常见、容易引起小孩子惊吓的人和事物。由于小孩子神气较弱，当看到惊险刺激的场面，或听到高亢剧烈的声音，很容易受到惊吓，导致心神不宁，引发夜啼、癫痫等诸多疾病。

脾胃温是指脾胃喜暖畏寒，因此温养才是调摄脾胃之道。小儿脾胃常不足，怕寒凉的食物，这个寒凉不单单指生冷食物，还指食物的属性，例如香蕉、西瓜等凉性食物吃得太多会影响脾胃的运化，出现食欲下降、腹胀腹痛、大便稀溏等。

儿啼未定勿使饮乳此说是由于小儿在哭闹时会不断地吸入冷空气，若在此时用食物或喂奶的方式哄小儿，冷空气会与奶或其他食物混在一起，进入胃中，导致呕吐、腹痛、腹胀。

在养子十法中还包括"勿服轻朱""宜少洗浴"，这些都与古时药物缺乏、起居环境受限有关。"勿服轻朱"中的"轻朱"分别指中药中的轻粉和朱砂。两者有不同的疗效，但都含有重金属，不当服用或长期服用可能引发肝肾功能损害。借鉴到现代，不宜让小孩擅服成人的药物，所有药物应按医生指导服用。至于宜少洗浴是认为小儿在一岁以内，尤其是刚出生的第一周内应当少洗澡，以免增加浴后受凉患病的概率。随着现代生活条件的改善，保暖方法有很多，此法不必拘泥。

九、小儿推拿增健康

不少成年人遇上落枕、腰背痛、急性腰扭伤、肩关节周围炎或其他痛症，都会找中医师进行推拿治疗。其实小儿也可以进行推拿治疗，而且疗效更好。

小儿推拿是根据小儿的生理和病理特点，在特定的穴位或部位施以手法，以达到防病、治病或助长、益智效果的一种中医外治疗法，能理气活血、舒畅经络、健脾和胃、滋补肝肾，帮助身体成长和发育。

小儿推拿好处多

从中医角度来看，小儿推拿有许多优点。通过推拿可以促进小儿的血液循环，帮助身体更有效地吸收营养和排毒，同时减缓小儿肌肉的紧绷，促进肌肉和骨骼的生长发育。按摩还可以调节小儿的气血，增强免疫系统功能，促进身体各部位的平衡和健康，提高小儿的抵抗力，预防疾病。

小儿推拿有助于促进小儿神经系统的发育，增强神经信号的传递，协助神经系统的协调和平衡。此外，还可以改善小儿的消化问题，减轻腹部胀气和便秘等不适。同时，推拿还有助于调节小儿的睡眠，提升睡眠质量。通过推拿，小儿可以释放压力，同时增进亲子关系，让小儿感受到温暖和安全感。小儿推拿不仅有益于小儿的身体健康，还能促进他们全面成长和发育。

小儿推拿对于小儿常发病具有良好的疗效，只要诊断正确，适当应用推拿手法效果极佳，特别是在处理消化道和呼吸道疾病方面效果更佳，同时也可用于保健和预防。

小儿推拿的优点在于无需针灸或使用药物，避免小儿对扎针、中药汤剂味道较重的恐惧，因此是一种安全无害，并较易施行及被小儿所接纳的治疗方法。大量的临床实践也确认了小儿推拿对增强免疫功能的作用，同时有助于小儿的气血充盈、饮食均衡、食欲旺盛和正常发育等。

小儿推拿有疗效

当小儿生病时，可以通过按摩其身体的特定部位，利用经络的联系作用，促使相应的脏腑在体内产生相应的生理变化，以达到治疗疾病的效果。小儿推拿的应用范围非常广泛，可以治疗发烧、感冒、咳嗽、流口水、腹痛、腹泻、便秘、食欲不振、遗尿、夜间啼哭等多种小儿常见疾病，而且治疗效果明显。

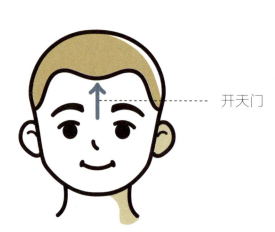

开天门

平日遇上小孩感冒发热、头痛、精神萎靡、惊风时，可以开天门、推坎宫缓解症状。

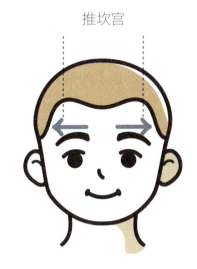

推坎宫

天门是指眼眉之间至前发际的一直线部位，主治感冒发热、头痛、精神萎靡、惊风等。推拿时用两拇指在眼眉之间至前发际，由下至上交替直推。

坎宫是指自眉头起至眉梢的一横线部位，主治小儿发烧感冒、头痛、目赤痛、烦躁不安、惊风、目眵等。推拿时可用两拇指自眉心向眉梢分推，用指腹沿眉毛上缘向两侧推至眉梢，一般分推24次，为分推阴阳，使阴归阴位、阳归阳位。

小儿推拿助健脾胃

除了治疗小儿常见病外，小儿推拿亦有助于提高小儿对疾病的抵抗能力。通过按摩，有助于小儿经络通畅、气血调和、正气充足，从而起到未病先防的功效；另一方面，因小儿得病后转变较快，容易发生危急状况，推拿可以起到防止转变及发生危急病症的作用。

脾是后天之本，同时也是气血生成的根源。小儿生长和发育所需的所有营养物质都需要由脾胃进行消化和吸收，因此小儿的脾胃负担相对较大。此外，小儿的脏腑娇嫩，形气尚未充盈，脾脏常常虚弱，容易受到饮食和外邪的伤害。

小儿健康成长需依赖脾胃的正常运行。如果小儿挑食、厌食、不爱吃饭，很可能是脾胃出了问题。家长平日可以在家中为小儿进行推拿，有助于脾胃健康。

调节胃肠道功能：小儿推拿有调节胃肠道功能的作用，能有效缓解小儿便秘、腹泻等胃肠道不适症状。通过按摩小腹和脐部，可刺激肠道蠕动，促进小儿的排便和消化功能。

促进胃肠道发育：小儿推拿对于促进小儿胃肠道发育也有一定的作用。在小儿的生长发育过程中，胃肠道发育缓慢，可能会出现吸收不良、发育迟缓等问题。而小儿推拿能够刺激小儿消化道内的各种神经和血管，提高胃肠道的发育水平。同时，小儿推拿还能加强小儿腹部肌肉的锻炼，增强腹肌的收缩能力，有助于消化和排便。

推动体内湿气排出：中医学认为，胃肠道疾病的主要原因是体内湿气过重，而小儿推拿具有良好的湿气排泄作用。推拿可以增强人体的新陈代谢，减少湿气在体内的积聚。

小儿推拿健脾胃手法

第一步：推补脾经和泄胃经

手法：（1）先补脾经：补脾经由拇指指尖向指根方向推，大约推100次。

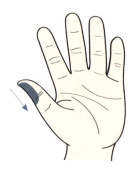

补脾经

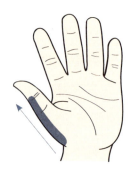

泄胃经

（2）再泄胃经：泄胃经由拇指指根向指尖方向推，大约推
　　100次。

作用：补脾经和泄胃经共同作用可以健脾和胃。

第二步: 揉板门穴

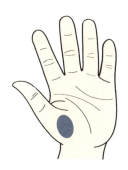

手法：板门穴位于小儿手掌大鱼际处。顺时针
　　方向揉板门穴1~3分钟。

作用：揉板门穴能健脾和胃、宽胸理气,调节脾
　　胃的运化功能。

第三步: 运内八卦穴

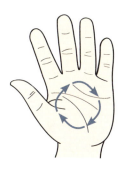

手法：以掌心为圆心,以圆心至中指根横纹内
　　2/3和外1/3交界点为半径画一圆,即为八
　　卦穴。运内八卦穴指顺着八卦穴顺时针方
　　向推1~3分钟。

作用：运内八卦穴可以调节脾胃的运化功能。

第四步: 掐揉四横纹穴

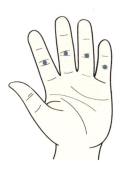

手法：四横纹穴位于掌面食指、中指、无名指和
　　小指近侧指间关节横纹处。揉三下掐一
　　下,每个指节掐3~5次。

作用：掐揉四横纹穴有消食化积的作用,也是
　　治疗小儿挑疳积的常用穴位。

第五步：腹部推拿

手法：在腹部先顺时针方向推拿3分钟，再逆时针方向推拿3
分钟。

作用：健脾和胃。

小儿健脾胃推拿手法注意事项

· 健脾胃推拿手法适用于7岁以内儿童。

· 饭后1小时为推拿最佳时间。

· 每周推拿3~4次为宜。

· 皮肤有烧伤、烫伤、擦伤、裂伤及生有疥疮者，局部不宜推拿。

· 某些急性感染性疾病，如蜂窝性组织炎、骨结核、骨髓炎、丹毒
等患者不宜推拿。

· 各种恶性肿瘤、外伤、骨折、关节脱位等患者不宜推拿。

· 各种急性传染病，如急性肝炎、肺结核病等患者不宜推拿。

· 严重心脏病、肝病患者及精神病患者慎推拿。

十、更年期前一定要养生

有时遇上脾气暴躁、易怒的中年人，可能不少人会开玩笑称："算啦，他更年期啦。"

说起更年期，不少人会闻之色变，将之等同为情绪波动、脾气暴躁等表现，并视更年期为踏入老年的标志，要如临大敌般严阵以待。

更年期是指女性卵巢功能逐渐衰退至绝经，生育能力逐渐终止的一个自然生理阶段。世界卫生组织将这期间称作"围绝经期"，定义为接近绝经出现与绝经有关的内分泌和临床特征起，至绝经1年内的时期。而绝经是指月经停止1年以上。妇女月经周期的规律性和长度都不尽相同，全世界妇女自然绝经的年龄通常在45~55岁之间。

由于在这段时期身体各器官的功能逐渐衰减，会引起一系列以自主神经系统功能紊乱为主，伴有神经心理症状的一组症候群。不同人士会由于体质、营养、产褥、劳逸、精神因素等原因，使得身体阴阳失衡而出现不同程度的症状，亦称作"围绝经期综合征"。更年期带来的身心不适症状多种多样，例如：

- 生理层面的不适症状：潮热、盗汗、晕眩、胸闷、心悸、月经周期改变、阴道干涩、性交疼痛、尿频、尿失禁、腰酸背痛、关节痛及骨质流失等。

- 心理层面的不适症状：情绪易波动、焦虑不安、烦躁易怒、忧郁、心情低落、记忆力衰退、注意力不集中、失眠等。

男士是否有更年期

更年期是人体内分泌系统逐渐衰退的过程，所以并非只是女性特有的特征，男性也会面临类似的生理变化。当男性年龄超过40岁后，可能会出现因为男性荷尔蒙的水平逐渐下降所引起一些跟女性更年期相似的症状，例如情绪起伏不定、抑郁、忧虑、缺乏动力、失眠、肌肉质量及强度下降、关节痛及骨质流失等，亦可能有性欲减退、勃起时坚硬度下降、阳痿及排尿困难等问题。

轻松迎接更年期

既然更年期是一个自然生理阶段，与其视之为大敌，不如轻松面对。

从中医角度看，围绝经期综合征以肾虚为本，常影响到心、肝、脾等脏腑，调理多以调和脏腑、燮理阴阳为主。所以想轻松迎接更年期，就应该在更年期之前尽早开始养肾养生，调理身体的阴阳平衡。

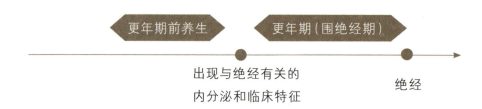

　　中医强调身体的阴阳平衡，平日补充营养、保持适量运动、定时作息、远离压力等都是非常重要的。特别是在饮食方面，饮食应该清淡易消化，多摄取富含维生素、矿物质和蛋白质的食物，例如蔬菜水果、全谷杂粮、豆类及优质蛋白等，以帮助维持身体的营养平衡。

🍀 月经周期的变化

　　对于女性来说，月经周期的变化常常是更年期即将来临的警钟之一。建议在这个阶段多食用一些补血调经的食物，如红枣、当归、乌鸡、桂圆等。

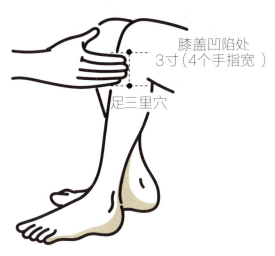

膝盖凹陷处
3寸（4个手指宽）
足三里穴

　　按摩足三里穴，暖敷腹部等都有助于缓解月经不顺带来的不适。在小腿外侧上端有一个突起的骨头名叫腓骨小头，这个骨头突起的前下方约三个手指宽处就是足三里穴。常按足三里穴有增强免疫力、调理脾胃、补中益气、疏风化湿的作用。

🍀 焦虑不安和失眠

　　情绪波动和失眠也是更年期前的常见症状。在中医看来，这可能与肝气不顺、阴阳失调有关。建议饮食上可以多摄取一些有助于疏肝理气的食物，中药如黄芩、熟地黄，食材如山药、枸杞子、菊花等。这些药材和食材能够帮助平复情绪、改善睡眠质量。

　　当觉得焦虑不安时，亦可以按摩太冲穴、掌拍心包经等帮助调和情绪。

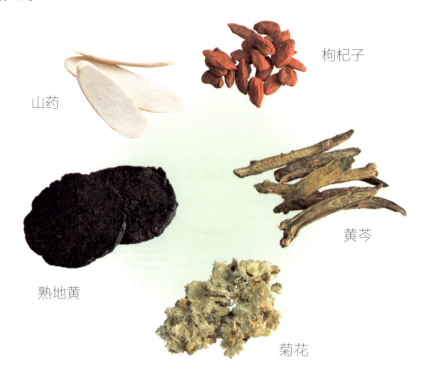

枸杞子

山药

黄芩

熟地黄

菊花

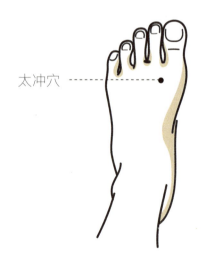

太冲穴

太冲穴位于大拇趾及二拇趾骨交接的凹陷处。按摩此穴有助于安定焦躁的情绪，疏肝理气，解除压力，清除肝火。按摩时以拇指轻按太冲穴，左右脚各3~5分钟，按至有酸胀感即可。

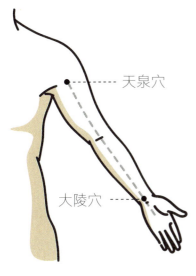

天泉穴

大陵穴

以空掌拍手臂内侧的心包经，即从手臂上端的天泉穴，沿着内侧一路拍打或按摩到手掌的大陵穴。除可以解决心痛、心悸、心胸烦闷、癫狂等问题外，还能镇静安神，对改善失眠也有效果。

 疲劳

在更年期前感到疲劳和精力不足，可以选用补气养血的食材如枸杞子、当归等。适度运动也是推迟更年期的重要方式。中医认为运动可以促进气血运行，增加身体的能量，调节体内阴阳平衡，从而缓解更年期带来的不适症状。运动方式可以因人而异，例如做瑜伽、打太极拳、散步、游泳等都是不错的选择。男性可以通过运动来增强体力，女性则可以通过运动调理月经和缓解更年期症状。

对于男性而言，更年期前亦可能出现阳痿、勃起功能障碍、前列腺问题等。中医建议可以多摄取一些有助于补肾壮阳的食物，如山药、肉苁蓉等。这些食物有助于补充肾气，增强性功能，缓解男性更年期带来的不适。

更年期是每个人都会经历的自然生理阶段，重要的是要能够提前意识到并采取预防措施。中医强调平衡阴阳、调理气血，通过饮食调理、运动养生、远离压力等养生调理方法来缓解更年期的不适，不仅对身体有益，也有助于维护身心健康。男性和女性均应注重更年期前的身体调理，让自己在进入更年期时能够更加从容应对。

十一、内脏保养要趁早

在本书首章中提及过："近几十年，人们的平均寿命不断增长，但是因为生活习惯过于'现代化'，健康程度反而下降了，也就是说人的一生中不健康状态的比例较以前增多了，不少年长（甚至中年）人士都有不同程度的身体毛病。"

衰老是人类自然生理状态，既不能逃避又不能阻挡，只有及早调理身体做好准备，才能推迟老化，延长健康状态。

中老年的概念

根据世界卫生组织的定义，在人口统计分析中，通常把60岁作为区分人口中的老年组群和年轻组群的分界线。有学者更将老年期细分为4个阶段：

1. 步入老年（60~64岁），功能及活力大致正常；

2. 老年初期（65~75岁的初老），功能及活力大致正常，但生理反应较慢；

3. 老年中期（75~85岁的耄老），开始逐渐老化，反应力降低，但仍能进行日常活动而没有过多的疲惫；

4. 老年后期（85岁以上的耄老），愈趋衰弱，肾功能减至一半，反应力更为减弱。

据世界卫生组织统计及估算，全球人口中60岁及以上的人口数比例正在增加。2019年，全球60岁及以上的老龄人口为10亿。到2030年，这一数字将增加到14亿。到2050年，更会上升至21亿。

长寿并不一定意味着健康或快乐。如果长寿的过程中伴随残疾或慢性疾病的负担，就未能随心所欲地享受人生。所以我们要关注的不仅仅是延长寿命，还要延长"健康年限"，即健康良好没有疾病的时间。

如何延长"健康年限"

根据哈佛大学的研究人员对可能增加寿命机会因素的研究，经过对受访者进行了长达34年的追踪，研究人员确定了5个低风险的生活方式因素：健康的饮食、定期运动（每天至少30分钟中度到剧烈的活动）、健康的体重（体重指数BMI在18.5至24.9之间）、不吸烟、适量饮酒（女性每天最多1杯，男性每天最多2杯）。

与没有采用这些生活方式因素的人相比，实践这5项因素的人的寿命延长达14年。

而在后续研究中，研究人员发现这些因素可能不仅能够延长寿命，还能带来更健康的生活。他们发现50岁时遵循了上述4项或5项健康习惯的女性，与没有遵循这些健康习惯的女性相比，多了大约34年的健康岁月；而男性在50岁时遵循了4项或5项健康习惯，与没有遵循这些健康习惯的男性相比，多了大约31年的健康岁月。

除上述5个核心生活习惯外，越来越多的研究指出，其他可能对增加健康年限起关键作用的因素，包括拥有人生目标和意义、多参加社交活动、提升睡眠质量等，其共同点都是要让身心处于轻松状态，降低孤寂感。

中医学角度看衰老

从中医学角度看，衰老是一个渐进的过程。如《灵枢·天年》所言，从50岁开始，五脏功能逐渐衰退，"五十岁，肝气始衰，肝叶始薄，胆汁始灭，目始不明；六十岁，心气始衰，善忧悲，血气懈惰，故好卧；七十岁，脾气虚，皮肤枯；八十岁，肺气衰，魄离，故言善误；九十岁，肾气焦，四藏经脉空虚。"

当然，身体衰老状况和速度因人而异，而且随着科技的发展，生活质量的提升，出现了不少"美魔女""美魔男"，指的是年纪大但保养得宜的女士和男士。衰老好像不能单以岁数作为分界线，不过《灵枢·天年》中的"随着年龄增长，五脏功能逐渐衰退论"依然具有参考意义。人体就如一辆行走千万里的汽车，如果平日没有定期检查和维修，机件都会在不知不觉间逐渐衰退，到某天在公路上突然损坏，定会令人措手不及。

中医理论的抗衰老并非单以防止外表衰老为核心，着重强调的是调理内在脏腑的失衡，根据身体的不同状况去养心润肺、调肝补肾及健脾益胃。《黄帝内经》中介绍了不同的养生抗衰老方法，包括顺应天地四时阴阳的变化避寒防暑，适时增减衣物，生活有规律，饮食有节制，不过度劳作等。而《神农本草经》亦记录了多种具有抗衰老功效的中药，例如人参"补五脏……明目开心益智，久服轻身延年"；灵芝"久食，轻身不老，延年神仙"；枸杞"久服坚筋骨，轻身不老，耐寒暑"等。

抗衰老小贴士

《黄帝内经》所说的养生原则其实很简单，与现代所说的延长健康年限方法异曲同工，但是在日常生活中实践起来总觉得不容易，建议可以先从以下几个方面入手：

1. 饮食抗衰老：饮食宜顺着体质和四时，并按不同的情况挑选适合的食材和食疗，应着重健脾，且避免生冷食物和饮品，以免伤脾胃导致气血亏虚，气血亏虚无以养身,自然老得快。

可以按不同情况多吃"长寿驻颜"食品,如莲子、蜂蜜、芝麻、核桃、香菇、海参、南瓜、南瓜子、莲藕、冬瓜、樱桃、小麦、萝卜、银耳、黑木耳、燕窝、花胶、百合、水鱼、黑豆、牡蛎、响螺、猪皮、桂圆、大枣、红枣等。注意:体质偏寒或偏热者最好先咨询中医师。(见本书有关饮食调养的篇章及附录之《常见食材种类性味作用表》)

2. 睡眠抗衰老:从中医角度讲,睡眠是人体脏腑修复的重要时间。睡得好可以使各器官得到必要的补充和修复。最好在晚上11时前入睡就能养肝护胆,帮助身体修复及排毒。(见本书《睡得好能医百病》)

3. 舒压抗衰老:人体的生命活动是由心理功能和生理功能相互影响构成,心理状况会通过情绪活动影响身体内脏器官功能,所以在忙碌和压力大的生活中,要适时舒压,调节情绪。(见本书《寻找专属于你的平衡点》)

4. 运动抗衰老:运动的好处人人皆知,不过运动的时间、频率和类型应按个人能力和体质进行调整。与其自添压力强迫自己挤时间做运动,不如按自己的生活习惯,制订个性化的"关键要动"计划,持之以恒地动起来。

（见本书《动起来》）。本书所介绍的穴位都是平日可多按的养生穴位，就算在久坐的时候，都可以进行穴位按摩，为经络做运动。

"有心不怕迟"，亦无需待50岁才开始抗衰老，就从今天开始为你的健康生活努力吧！

附 录

🍀 常见食材种类性味作用表

种类	食物	味	性	作用	春	夏	秋	冬
谷类与薯类	粳米（大米）	甘	平	温中益气、和胃补虚	●			
	籼米（南米）	甘	温	止泻	●	●	●	●
	糯米	甘	温	补中益气、止泻				●
	粟（小米）	甘	凉	除热、和胃安神	●	●	●	●
	小麦	甘	平	除虚烦、养心益肾		●		
	大麦	甘	凉	健脾利水		●		
	燕麦	甘	平	滑肠、降血脂		●	●	●
	荞麦	甘	凉	开胃宽肠、消积止泻			●	
	粟米（玉米）	甘	平	利水	●	●	●	●
	薏苡仁	甘淡	凉	利水消肿、健脾、清热排脓	●	●		
	甘薯（番薯）	甘	平	补中和血、通便	●			
	山药（淮山）	甘	平	健脾养胃、生津益肺、补肾止泻	●			
	马铃薯	甘	平	健脾	●			
豆类	黄豆	甘	平	解毒消肿	●			
	豆腐	甘	凉	清热解毒	●	●		
	豆浆	甘	平	补益	●	●	●	●
	豆芽	甘	凉	清热利湿	●	●		
	黑豆	甘	平	健脾益肾、利水活血、祛风解毒				●
	绿豆	甘	凉	清热解暑、利水消暑		●		
	赤小豆	甘	平	清热解毒、利水消肿	●	●	●	●
	白扁豆	甘	微温	健脾化湿、消暑		●		
	豌豆	甘	平	利水解毒	●	●	●	●

●该季节尤其适宜食用　⚠该季节忌食用　未有特别标注，为该季节可食用

种类	食物	味	性	作用	春	夏	秋	冬
叶茎苔类	白菜	甘	凉	生津	●	●	●	●
	甘蓝	甘	平	利湿热、补虚	●	●	●	●
	旱芹（西芹）	甘	凉	平肝清热、通便	●			
	芫荽	辛	温	发表透疹、开胃	●	●	●	●
	菠菜	甘	平	养血平肝、润燥	●			
	苋菜	甘	凉	解毒清热		●	●	●
	空心菜	甘	寒	解毒凉血		●	●	●
	茼蒿	甘	凉	利水安神	●			
	韭菜	辛	温	温中，行气，散瘀	●			
	芥菜	辛	温	行气	●			
	芸薹（油菜）	甘辛	平	解毒散血	●	●	●	●
	竹笋	甘	凉	化痰、消食，发物	●	●		
	香椿	苦	平	解毒	●			
	茴香菜	辛甘	温	理气散寒	●	●	●	●
	金针菜	甘	凉	解郁清热	●	●	●	●
	洋葱	辛	温	健胃理气、化浊降脂	●	●	●	●
	百合	甘	寒	养阴润肺、安神			●	
根茎类	白萝卜	甘辛	凉	消食、化痰、利尿			●	
	胡萝卜	甘辛	平	健脾养肝	●	●	●	●
	莲藕	甘	寒	清热凉血	●	●	●	●
	芋头	甘辛	平	健脾、散结、解毒	●	●	●	●
	荸荠（马蹄）	甘	凉	清热化痰			●	
茄科类	番茄（西红柿）	甘酸	微寒	健胃消食、凉血解毒		●		
	茄子	甘	凉	清热解毒消肿	●	●	●	●
	辣椒	辛	热	温中散寒、下气消食	⚠	⚠		

种类	食物	味	性	作用	春	夏	秋	冬
瓜类	黄瓜	甘	凉	清热利水、解毒	●	●	●	●
	冬瓜	甘淡	微寒	利尿清热		●		
	苦瓜	苦	寒	清热解毒	●	●	●	●
	丝瓜	甘	凉	清热化痰	●	●	●	●
	南瓜	甘	平	健脾解毒	●	●	●	●
野菜类	荠菜	甘淡	凉	平肝清热、凉血	●			
	苦菜	苦	寒	清热解毒		●		
	苜蓿	苦涩	平	清热解毒、利湿退黄	●	●	●	●
	马齿苋	酸	寒	清热解毒、凉血利湿	●			
	马兰头	辛	凉	凉血解毒	●			
	枸杞菜	甘苦	凉	平肝补虚	●	●	●	●
食用菌类	木耳	甘	平	补气养血、活血通络	●			●
	银耳	甘淡	平	滋补生津、润肺养胃			●	
	蘑菇	甘	平	健脾平肝（发物）	●			
	香菇	甘	平	健脾益气、消食	●			
水果类	梨	甘酸	凉	清肺化痰生津		●	●	
	桃	甘酸	温	生津活血、润肠		●	●	
	杏	甘酸	温	润肺生津止渴	●	●		
	橘	甘酸	平	润肺理气和胃	●		●	
	橙	酸	凉	和胃理气、解鱼蟹毒	●		●	
	柚	甘酸	寒	消食化痰醒酒	●		●	
	柑	苦酸	凉	清热生津、利尿、醒酒	●		●	
	柠檬	甘酸	凉	生津和胃、化痰止咳	●	●		
	梅子	酸涩	平	生津止血、止泻	●	●		
	李子	甘酸	平	清热消积	●	●	●	●
	苹果	甘酸	凉	生津除烦、醒酒			●	
	葡萄	甘酸	平	补气血、强筋骨、利小便			●	

种类	食物	味	性	作用	春	夏	秋	冬
水果类	樱桃	甘酸	温	补脾益肾、润肤养颜	●	●	●	●
	草莓	甘酸	凉	清热消食	●	●	●	
	柿子	甘涩	凉	清热润肺				
	桑葚	甘酸	寒	滋阴养血、生津、润燥	●	●	●	●
	石榴	甘酸涩	温	生津涩肠			●	
	山楂	甘酸	温	消食散瘀、化浊降脂			●	
	香蕉	甘	寒	清热润肺、滑肠			●	
	荔枝	甘酸	温	养血健脾、润肤		●		
	龙眼	甘	温	补心脾、养血安神				●
	枇杷	甘酸	凉	润肺止渴	●	●		
	橄榄	甘酸涩	凉	润肺生津、解毒			●	
	杨梅	甘酸	温	生津消食、解酒	●	●	●	
	沙棘	酸涩	温	止咳化痰、健胃消食、活血	●	●	●	
	奇异果	甘酸	凉	解热止渴、健胃、通淋			●	
	椰浆	甘	凉	生津、利尿、止血	●	●	●	
	西瓜	甘	寒	清热生津、利尿		●		
	甜瓜	甘	寒	解暑利尿	●	●	●	
	甘蔗	甘	寒	清热润燥、解毒	●	●	●	
干果类	大枣	甘	温	补中益气、养血安神	●			●
	栗	甘咸	平	健脾益肾	●	●	●	●
	芡实	甘涩	平	固肾、补脾止泻、除湿止带				●
	白果	甘苦涩	平	敛肺化痰定喘、止带缩尿（有小毒）	●	●	●	●
	花生	甘	平	健脾润肺	●			
	核桃仁	甘	温	补肾温肺、润肠	●		●	
	黑芝麻	甘	平	补益肝肾、养血、润肠	●		●	●

种类	食物	味	性	作用	春	夏	秋	冬
干果类	海松子（松子仁）	甘	温	润肠通便、润肺止咳	●	●	●	●
	向日葵籽	甘	平	透疹、止痢	●	●	●	●
畜肉类	猪肉	甘咸	平	补肾滋阴养血		●		●
	牛肉	甘	温	补脾气血	●			●
	羊肉	甘	温	温中补肾、壮阳	⚠	⚠		●
禽肉类	鸡肉	甘	温	温中益气				●
	乌鸡肉	甘	平	补肝肾、退虚热	●	●	●	●
	鸭肉	甘咸	平	滋阴养胃、利水		●		
	鹅肉	甘	温	益气补虚	●	●	●	●
	鸽肉	咸	平	补肾益气		●		
	鹌鹑肉	甘	平	补脾		●		
奶蛋类	牛奶	甘	温	补虚养气血			●	●
	羊奶	甘	温	补虚和胃易消化			●	
	鸡蛋	甘	平	滋阴润燥	●			
	鸭蛋	甘	凉	滋阴清肺、平肝			●	
	鹌鹑蛋	甘淡	平	补虚健胃	●	●	●	●
鱼类	鲵鱼	甘	温	平肝温中	●	●	●	●
	鲢鱼	甘	温	温中利水	●	●	●	●
	鲤鱼	甘	平	健脾利水、通乳、安胎	●	●	●	●
	鲫鱼	甘	平	健脾利水、通血脉		●		
	青鱼	甘	平	化湿除弊、益气	●	●	●	●
	鳝鱼	甘	温	益气血、补肝肾	●	●		
	鲻鱼	甘	温	温中健脾	●	●		
	鲦鱼	甘	平	健脾补气	●	●		
	带鱼	甘	平	补虚解毒	●	●		
	鳜鱼（桂花鱼）	甘	平	补气血	●	●	●	
	鲈鱼	甘	平	益脾胃、补肝肾	●	●	●	●

种类	食物	味	性	作用	春	夏	秋	冬
鱼类	泥鳅	甘	平	补脾益肾	●	●	●	●
	鳢鱼	甘	凉	补脾利水	●	●	●	●
	鲳鱼	甘	平	益气养血	●	●	●	●
	银鱼	甘	平	补虚润肺	●	●	●	●
	石首鱼（黄花鱼）	甘	平	健脾明目	●	●	●	●
	鳗鲡（鳗鱼）	甘	平	健脾益肾	●	●	●	●
海产类	河虾	甘	温	补肾壮阳				●
	对虾（海虾）	甘	温	补肾壮阳				●
	蟹	咸	寒	清热解毒	●	●	●	
	毛蚶	甘	温	补气养血	●	●	●	●
	蚌	甘咸	寒	清热明目、解毒	●	●		
	瑶柱	甘咸	温	清热明目、利小便	●	●	●	●
	鲍鱼	甘咸	平	滋阴明目, 不易消化				
	蚬肉	甘咸	寒	清热利湿、解毒	●	●	●	
	蛏肉	咸	寒	补阴清热	●	●	●	
	蛤蜊	咸	寒	利水化痰, 含碘多	●	●		
	田螺	甘咸	寒	清热利水	●	●	●	
	螺蛳	甘	寒	清热利水、明目	●	●	●	
	海参	甘咸	平	补肾益精、养血润燥				
	海蜇	咸	平	清热平肝	●	●	●	
	牡蛎肉（蚝肉）	甘咸	平	养血安神、软坚消肿	●	●	●	
	乌贼肉	咸	平	养血滋阴	●			
	紫菜	甘咸	寒	化痰利水	●	●	●	
	海带	咸	寒	清热化痰、利水	●	●	●	
	石花菜（海藻）	甘咸	寒	消痰软坚	●	●	●	●

种类	食物	味	性	作用	春	夏	秋	冬
调味品	蜂蜜	甘	平	润燥解毒	●	●	●	●
	饴糖（麦芽糖浆）	甘	温	缓中补虚	●	●	●	●
	白糖	甘	平	和中缓急	●	●	●	●
	冰糖	甘	平	健脾、和胃、润肺	●	●	●	●
	红糖	甘	温	补脾缓肝、活血散瘀	●	●	●	●
	醋	甘酸	温	散瘀消积	●	●	●	●
	酒	甘辛苦	温	通血脉、行药势	●	●	●	●
	生姜	辛	温	散寒解表、降逆止呕	●		⚠	
	大葱	辛	温	发表通阳、解毒	●	●	⚠	
	大蒜	辛	温	解毒杀虫、温中			⚠	
	胡椒	辛	温	温中散寒下气	⚠		⚠	
	花椒	辛	温	温中止痛、除湿杀虫	⚠		⚠	
	八角茴香	辛	温	散寒理气、止痛			⚠	
	麻油	甘	凉	润燥通便、解毒	●	●	●	●

注. 因为每个人的生活环境、体质、致敏原、健康及其他因素均有不同，所以若对个人的适用情况有疑问，应先向医生及中医师征询专业意见。